多焦点レンズ・最強のプレミアム手術のすべて

スゴ腕眼科医が教える

白内障治療［改訂版］

愛知県　名古屋アイクリニック院長
中村友昭

北海道　札幌かとう眼科院長
加藤祐司

京都府　大内雅之アイクリニック院長
大内雅之

大阪府　フジモト眼科総院長
藤本可芳子

神奈川県　スカイビル眼科院長
秦　誠一郎

幻冬舎MC

多焦点レンズ・最強のプレミアム手術のすべて

スゴ腕眼科医が教える 白内障治療

改訂版

はじめに

年齢を重ねると誰でも発症する恐れのある眼の病気に、「白内障」があります。80歳以上では100%の発症率といわれるほど、超高齢社会である日本では身近な病気になってきました。加齢に伴って発症する病気には慢性化するものが多いのですが、白内障は、手術をすれば治る病気です。

ひと昔前は、手術自体が大がかりなうえ、術後には牛乳瓶の底のような分厚いレンズの入ったメガネが必要になるなど、日常生活に支障をきたすことも多々ありました。

けれども現在は、精密な検査と手術機器、治療技術の進歩によって日帰り手術が可能です。そのうえ、近視や遠視、乱視、老眼までも改善でき、メガネをかけずに過ごせるなど生活の質（QOL）の向上ももたらします。白内障は、手術によって人生が変わるくらいの恩恵を受けられる、珍しい病気といえます。

実際に、私が多焦点レンズ手術を行った義母と実母は、行動範囲が広がって快適な生活を送っています。ほかにも、手術をした親しい人や医師たち、各分野で活躍されている多くの患者さんたちに喜ばれました。

白内障による視力低下で仕事をセーブせざるを得なかった人が、術後に再びバリバリと仕事をされています。また、白内障のせいで老いを感じていた女性たちが、術後に若々しくなり、いろいろなことにチャレンジして活動的に過ごしています。

このような手術をした方々の変化をうかがっていると、白内障手術は単に眼の病気を治し、よく見えるようにするだけではなく、患者さんの人生にまで関わる治療であり、アンチエイジング効果をもたらしていると感じます。また、加齢ではなく病気やケガが原因で白内障にかかった方でも、病気やケガをする前とほぼ同様の視機能を回復させることができます。

このようにすばらしい白内障手術ですが、手術である以上、まったくリスクがないわけではありません。「術後に思ったほど見えない」「手術したのに裸眼では見えにくい」といった、術後の見え方に対する不満の声を耳にすることがあります。その原因の一つとして「屈折誤差」があります。

屈折誤差は度数のズレのことで、予測した度数よりもズレているために視力が出にくくなります。角膜の状態にもよりますが、高度な医療技術を駆使することで治療をすることができます。

患者さんにとって、白内障手術は一生に何度も受けるものではありません。

白内障手術の目覚ましい進歩について、手術前に患者さんがどれだけ情報を正しく得ているか、術後希望どおりの見え方になったかどうかによって、術後の満足度は大きく変わってきます。

そこで本書では、白内障手術に関する基礎知識はもちろんのこと、自分のライフスタイルに合った眼内レンズの選び方、老眼も治せる多焦点レンズ、術後に起こり得る「屈折誤差」に対する治療法を紹介しています。いつ手術を受けたらよいのか、どういう施設を選べばよいのかなどについても解説しています。執筆にあたっては4人の眼科医たちが協力して行っています。それぞれ30年以上眼科専門医として最前線で活躍しており、手術実績が3万件以上ある4人のスゴ腕眼科医たちです。

●北海道・札幌かとう眼科院長・加藤祐司医師
●神奈川県・スカイビル眼科院長・秦 誠一郎医師
●愛知県・名古屋アイクリニック院長・中村友昭医師

●京都府・大内雅之アイクリニック院長・大内雅之医師

いずれの医師も、新しい知識と確かな技術、そして豊富な経験を通じて、日々、患者さんのニーズに応える手術を行うために尽力しています。

2020年に出版した初版はたいへん好評で、多くの方からの反響がありました。実際に初版を読んで手術を受けられた患者さんから、「本に書いてあるとおりで、術後の見え方にもとても満足しています」といった喜びの声をたくさん頂きました。2023年に改訂版の出版を勧められ、医療制度の変更とともに、眼内レンズもさらに進化して種類も増えてきたので、新しい情報を正しく分かりやすくお伝えするためにこの本を執筆しました。

本書が、白内障手術を検討している方とそのご家族の不安を取り除く一助になればと願っています。そして、最適な手術を受け、術後快適なアイライフで人生をさらに若々しくアクティブに過ごしていただければ、このうえない喜びです。

大阪府　フジモト眼科総院長　藤本可芳子

目次

第2章

白内障の治療法は手術のみ！ 検査から手術までの具体的な流れと基礎知識

第3章

種類や特徴は多種多様！
あなたにとって最適な眼内レンズの選び方

第5章

白内障手術を受けて人生を謳歌している患者さんたち

第6章 これから白内障手術を受けられる方へ

本書に寄せて

国際医療福祉大学臨床医学研究センター教授

山王病院アイセンター　センター長　清水公也――228

第1章
もしかして白内障?と思ったら

60歳を過ぎると80％以上の人が白内障を発症している

「百聞は一見にしかず」というように、私たちは見ることで多くの情報を得ています。五感（視覚・嗅覚・聴覚・味覚・触覚）のなかでも、特に視覚からの情報は約8割にも及ぶといわれているだけに、見えづらくなったときに被る弊害の大きさは想像に難くありません。日常のあらゆる場面で誤認することが出てきたり、生活に支障をきたしたりすることも増えてくると思われます。

ある女優さんは、打ち合わせのときに出された黄色いおしぼりをバナナと間違えて大恥をかいたと、のちにテレビのトーク番組で笑いながら明かしていました。笑って済ませられるエピソードならよいのですが、見えづらい状態は命を危険にさらすことさえあります。

例えば外を歩いているとき、足元の段差や石などに気づかなかったら、つまずいたり転んだりしてケガをしてしまいます。車の運転中であれば、障害物の発見が遅れて事故につながる恐れがあります。家の中で新聞や本、大事な書類などが読みづらいと、内容を理解できないので不便を感じることでしょう。

こうして私たちの生活を支え、命を守っている視覚ですが、いつまでも良い状態を保てるとは限りません。年を重ねると顔にシミやシワができるだけでなく、体のさまざまな機能も衰えてきます。眼も例外ではありません。その代表的な眼の衰えとして、誰もが経験するのが「老眼」です。

老眼は40歳前後から始まり、小さい文字が読みづらい、目が疲れやすいなどの症状が現れます。今までは普通に読めていた新聞がぼやけて読みづらくなり、気が付くと少し離して見るようになります。

その老眼と似たような症状で、視力低下をきたす病気が「白内障」なのです。

白内障も多くの場合で加齢に伴って水晶体という組織に濁りが生じてくる病気のため、白髪と同様に一種の老化現象ととらえることができます。実際に、白内障の発症率を見ても、軽い症状では50代で37～54％、60代では66～83％、70代では84～97％、80歳以上になると１００％という研究データが発表されています（**図表1**）。

そうなると長寿大国である日本は、平均寿命が男性で約81歳、女性では約87歳ですから

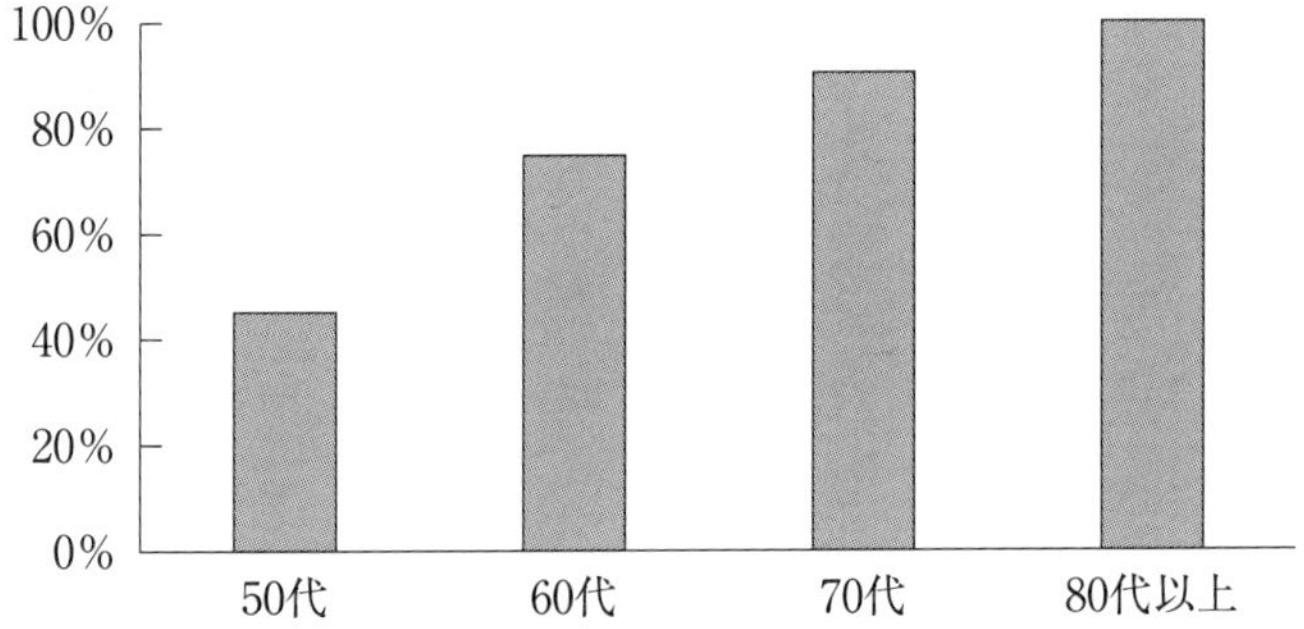

出典：公益財団法人 日本医療機能評価機構「科学的根拠（evidence）に基づく白内障診療ガイドラインの策定に関する研究」

図表1　年齢別白内障発症率

「白内障大国」に突入したといえるでしょう。誰もが老化を避けられない以上、もはや白内障は特殊な病気ではなく、ほとんどの人に発症する〝ポピュラーな病気〟になってきました。

厚生労働省でも「人生100年時代」に向けて、さまざまな構想を検討しています。趣味や生きがいをもって有意義に過ごしていくためには、白内障を治して「見える眼」をもつことが人生を豊かに過ごすうえで、課題の一つになってくることは明らかです。

加齢に伴い物がぼやけて見えたら白内障の疑いがある

見たい物がはっきり見えないのは不便なだけでなく、趣味などの好きなことができなくなり、生きがいや楽しみも半減させます。老眼ならメガネをかければ見えるようになりますが、メガネをかけても見えづらいままなのが白内障です。

白内障は病名に「白」とついていることから、視界が白く見えるのではないかと思われがちです。確かに視界が白く、かすんだように見えますが、白内障は進行してくると本当に眼が白くなるのです。この外見的なことが病名の由来とされています。

白内障にかかると、物がかすんで見えるほかにも、さまざまな症状が現れてきます。例えば、初期の段階では「物がぼやけて見える」「目が疲れやすくなった」という典型的な症状が見られます。また「屋外に出ると光がまぶしい」「暗くなると周りが見えにくくなる」「物が二重・三重に見える」こともあります。

しかし、これらの症状は日常生活のなかで、誰もが経験していることではないでしょうか。見え方は、その日の体調や天候によっても微妙に違ってくるからです。そのため、「目を使い過ぎた」「寝不足が続いている」「今日は体調が悪い」「歳のせい」と思って見過ごしてしまうケースが多々あります。

さらに、物が二重・三重に見えたとしても、乱視になったせいではないかと考えてしまいます。実際に、メガネを作り替えるために眼科を受診し、そのときに初めて自分が白内障であることを知る人も少なくありません。

このようなことから、結果的に白内障を放置してしまうケースが見受けられます。進行してくると視力も低下することから、何度もメガネの度数を変えるといった極度の近視になる人も見られます。時には、白内障がかなり進行して視力が出ていないにもかかわらず、片方の眼の視力が良いために見えないほうの眼を補ってしまい、両眼で見たときには普通に見えることで意外と気づけなくなっています。

そこで、見えづらいと感じたときは、片眼を隠して左眼だけ、右眼だけでどのように見えるのかをチェックしてみることをお勧めします。

なかには、今まで遠くは見え、近くは見えなかったのに、近くが見えるようになり、遠

白内障チェックシート

- □ 物が二重・三重に見える
- □ 視界が白く、かすんだように見える
- □ 目が疲れやすくなった
- □ 人の顔がよく分からない
- □ 天気の良い日に外に出ると、まぶしく感じることが多い
- □ 暗くなると見えにくくなる
- □ 老眼鏡をかけても活字が読みにくい
- □ 視力が低下している
- □ 距離感が低下しているのか、よく転ぶことがある
- □ 両眼の視力の差が大きいと感じる

※このチェックシートは目安です。少しでも気になる場合は眼科を受診してください。

くが見えなくなったことで、老眼が治ったと勘違いする人もいます。

通常、痛いとか痒いといった症状に対しては、本人も「おかしい」と気づいて警戒するものです。しかし、白内障の症状は、本人が都合よく解釈してしまうものがほとんどです。ここが、白内障を進行させてしまう要因にもなっています。

ですから、50歳を過ぎてメガネをかけても見え方が改善しないときは、白内障の可能性を疑ってみるとよいでしょう。

白内障の原因の多くは加齢ですが、若くても眼にケガをした場合や、アトピー性皮膚炎や糖尿病など全身疾患の合併症として起こる場合、また紫外線などが原因で白内障を発症する場合もあるのです。

なかでも油断できないのがアトピー性皮膚炎です。痒いからと無意識に眼を擦ったり、叩いたりといった行動を繰り返すことが、白内障を発症させる要因と考えられています。白内障に限らず、若い人は病気の進行が早い傾向にあり、アトピー性皮膚炎から白内障を発症したあと、半年程度の間に視力が低下してしまう20〜30代の人もいるのです。

また、紫外線も侮れません。40代・男性の患者さんは運転免許の更新に行った際、視力検査に引っかかってしまいました。これがきっかけで眼科を受診し、白内障の初期であることが判明しました。彼の趣味はキャンプやマラソンなどアウトドア系が多かったことから、紫外線が原因ではないかと、医師より説明されたそうです。

日差しの強い日は、眼を守るためにサングラスを使用するとよいでしょう。

白内障ってどんな病気？

白内障は、水晶体が白く濁ってしまう病気です。これによって前述したような症状が現れることは、眼の働きを知れば理解できると思います。

眼はよくカメラに例えられます。眼の表面にある「角膜」（黒目）はレンズの保護と光を屈折させるフィルターにあたり、後ろには絞りにあたる「虹彩」があります。虹彩の真ん中には、光を通すための小さな窓である「瞳孔」（瞳《ひとみ》）がついており、明るいところでは小さくなり、暗いところでは大きくなって眼に入る光の量を調節しています。そして、虹彩と眼球の間にあるのが、レンズの役目を果たしている「水晶体」です（**図表2**）。

物を見るということは、見ている物から反射してくる光を眼で感じることです。物に反射した光を、まず角膜で屈折させ、瞳孔を通って水晶体でも屈折させることで焦点を合わせています。

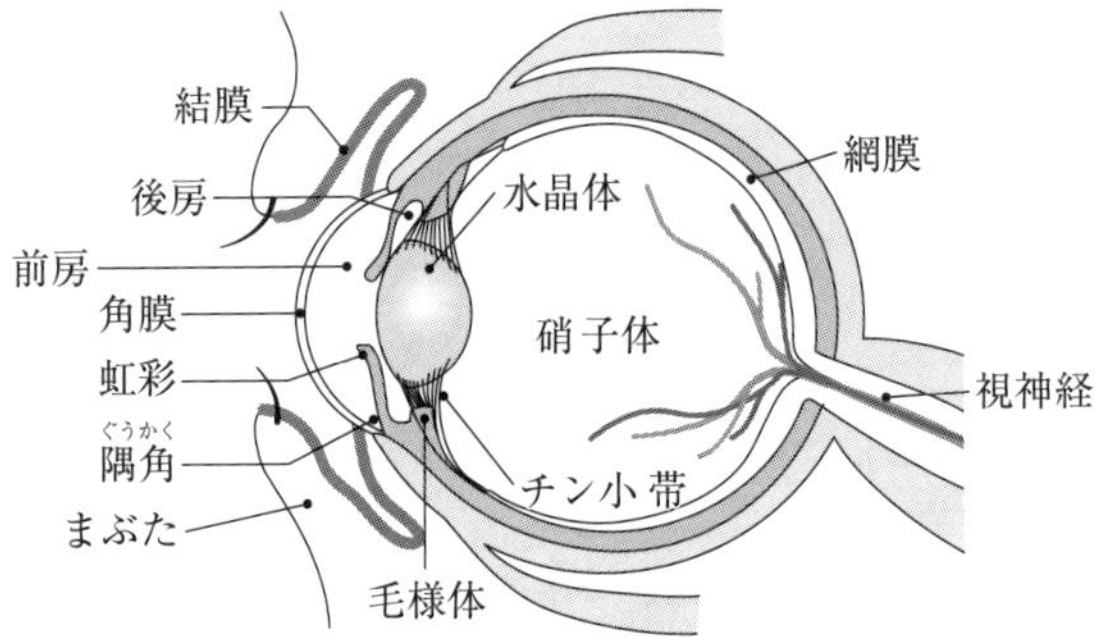

図表2　眼球の断面図

水晶体は、厚み約4㎜、直径約9㎜の透明で凸レンズの形をした組織です。「毛様体」という筋肉組織から出ている細い糸（チン小帯）によって水晶体は固定されています。筋肉である毛様体が伸び縮みすることで、水晶体の厚みを調節して焦点を合わせています。近くの物を見るときには毛様体が縮んでチン小帯の引っ張りが緩むので水晶体が厚くなり、逆に遠くの物を見るときには毛様体が伸びて水晶体が薄くなり、常にピントが合うようになっています。

「硝子体《しょうしたい》」は、眼球の形を内側から支えている透明なゼリー状の組織です。この中を水晶体でピントを合わせた光が通って、カメラのフィルムにあたる「網膜」に届きます。

網膜は眼球の奥に広がっている薄い膜状の組織で、ここは光の明るさや色を感じる「視細胞」からできています。この視細胞が光の情報を電気信号に変換し、「視神経」から脳へと送っています。こうして脳に光の情報が届いて初めて、私たちは情報を映像として認識することができるのです。

このようにして私たちは物を見ているため、光が網膜に到達するまでの間は透明でなければなりません。また、はっきりと見るために、角膜と水晶体で光を適切に屈折させて網膜上に焦点を合わせる必要があります。

角膜の屈折力や眼球の長さ（眼軸）に異常が生じれば、水晶体が透明でも網膜上に焦点を結べなくなります。網膜より前に焦点を結んでしまうと「近視」になり、網膜より後ろに焦点を結んでしまうと「遠視」になります。この場合は、メガネやコンタクトレンズで矯正することが可能です。

ところが、白内障の場合は水晶体の透明度が失われてしまうため、レンズとしての役目を十分に果たせなくなります。

まず、レンズ（水晶体）が濁っていると、光を適切に屈折させることができないので、網膜に焦点を結べなくなって映像はピンボケになります。視界がぼやけたり、視力が低下したりすることは容易に想像できるでしょう。

正常
透明な水晶体は光を十分に通します。

白内障
水晶体が濁り、光が通りにくくなります。

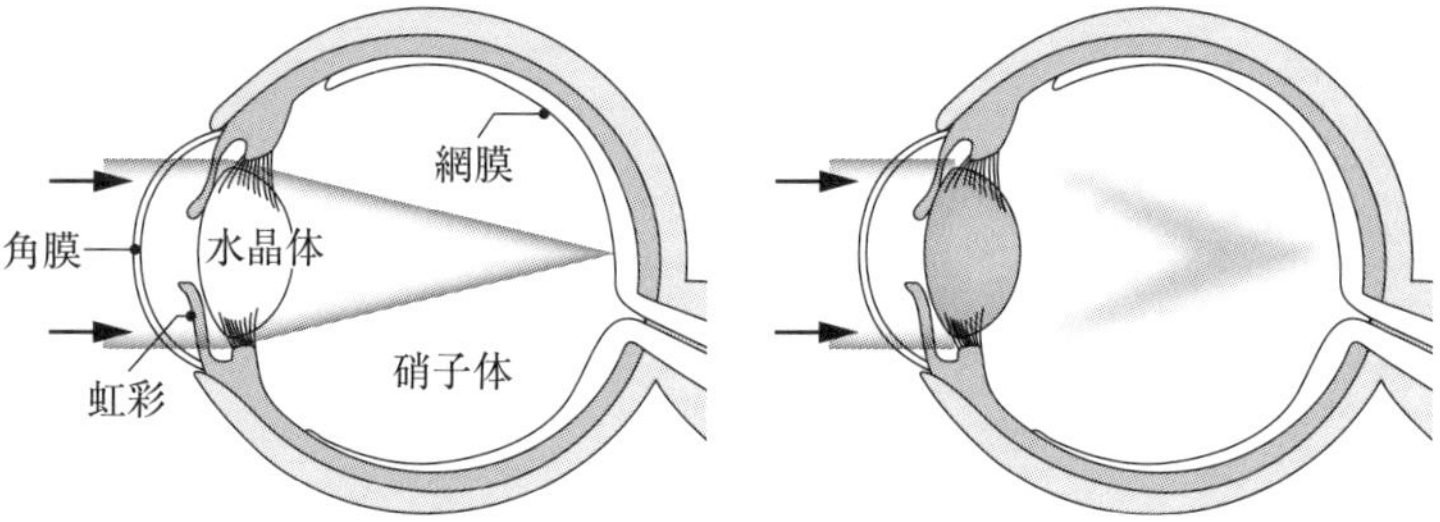

図表3　光が網膜に到達する状態

また、角膜で屈折した光が水晶体の濁りに邪魔されて中に入りにくくなれば、光不足から暗いところでは物が見えにくくなります（**図表3**）。

さらに、濁り方によっては水晶体の中で光が乱反射し、まぶしく見えることもあります。特に夜間は、少しでも多くの光を取り入れて見えやすくするために瞳孔が大きくなることで、かえって車の運転中などはまぶしく感じることもあります。

さまざまな症状が現れるのは、水晶体の濁りがどこに生じているかで違ってくるからです。水晶体の中は、中心部分に「核」と呼ばれる硬い組織があり、周りは「皮質」という柔らかい組織で構成され、「嚢《のう》」といわれる袋のような透明な薄い膜で包まれています（**図表4**）。白内障は症状が発生する部位ごとに4つに分けられます。

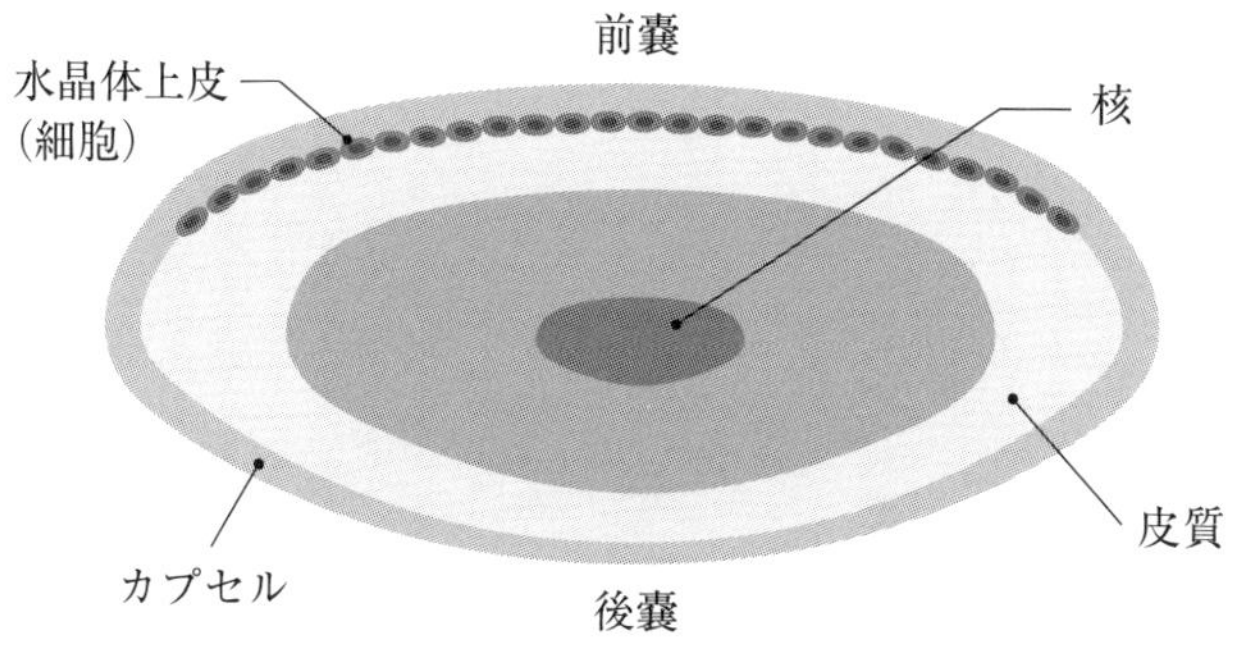

図表4　水晶体の構造（核と皮質）

●核白内障

水晶体の中心部分である核から濁りが生じてくるタイプです。濁るだけではなく、核が硬くなっていき、進行すると黄色に変色し、やがて褐色になるのが特徴です。光の屈折が変化しやすく、近視化を進める要因にもなっています。以前より近くが見えるようになるので、「眼が良くなった」とか「老眼が治った」と勘違いしてしまいます。中年以降で近視が進行してきた場合は、このパターンである可能性があります。

●皮質白内障

核の周りの皮質が濁ってくるタイプで、加齢による白内障ではよく見られます。周りから中心部に濁りが広がってくると、「光がまぶしい」とか「物がかすんで見える」といった自覚症状が現れ、視力低下を引き起こします。進行すると皮質が液化したり、その一部が「水晶体嚢」の外へ漏れ出したりして重い状態になります。

●前嚢下白内障

水晶体を包んでいる袋（嚢）のうち、角膜側を「前嚢」といいます。この部分のすぐ下が濁るタイプです。車のヘッドライトや明るい場所で、異様なまぶしさを感じるのが特徴です。

●後嚢下白内障

水晶体を包んでいる袋（嚢）の後ろ側、つまり硝子体側を「後嚢」といい、この部分が濁るタイプです。後嚢の中心から生じて周りに濁りが広がると、明るい場所では特に見えにくくなり、暗いところでは症状が出ないことがあります。ただ、光の通過は瞳孔の大きさで変わるため、光が通らない部分が濁っている場合は、自覚症状がほとんどありません。

海外では依然として失明原因のトップは白内障

80歳以上では100％の発症率である白内障は、いまやポピュラーな病気といえます。医療水準の高い日本では、白内障による失明率は3％程度と低く、その3％も症状を放置した結果です。つまり、適切な治療さえ受ければ完全に治る病気ということです。

実際に、医療技術が進んでいなかった時代に、白内障で失明する人が多かったことは歴史や文献からも知ることができます。古くは奈良時代にまでさかのぼります。11年にわたって6回も来日を試みた、かの高僧「鑑真」の失明原因は白内障だったというのが、眼科医の間で一致した見解です。

また、『南総里見八犬伝』の著者である滝沢馬琴も、69歳頃に右眼がかすみ始め、左眼にも及びました。この状態では執筆が困難になったため、息子の嫁に口述筆記を頼んで作品を完成させたと、杉本苑子さんの著書『江戸を生きる』のなかに書かれています。当時

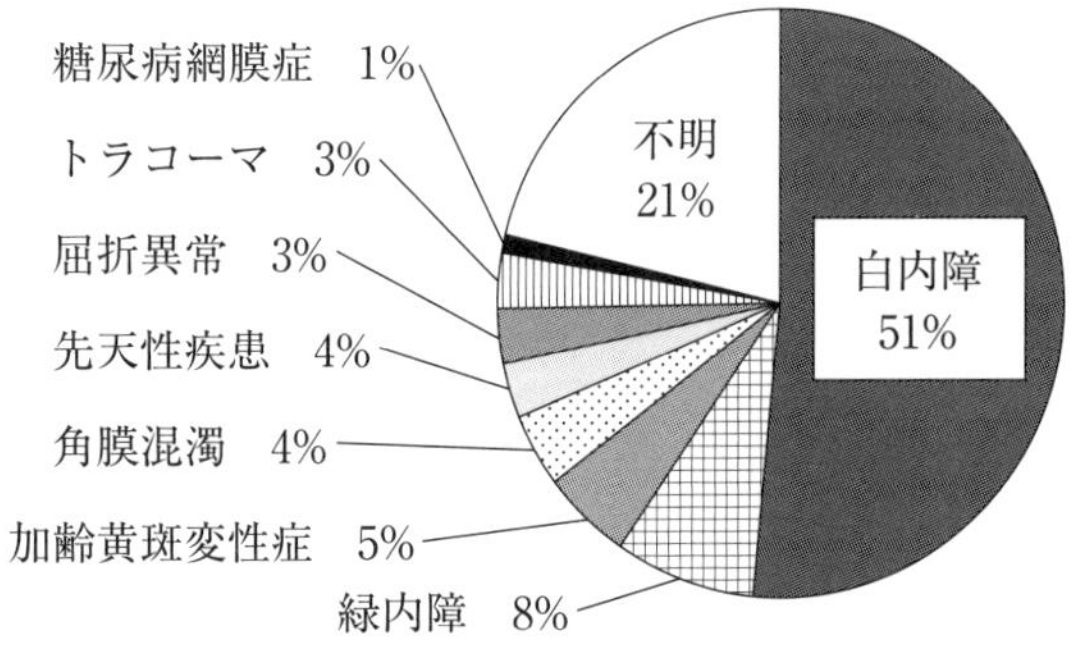

出典：WHO Global Data on Visual Impairments 2015

図表5　世界の失明原因

は、すでに白内障を治療できる名医が存在したようですが、貧しかった馬琴は治療を受けられず、その後10年にわたって盲目で過ごしたといいます。

ところが海外に目を向けると、現在も失明率のトップは依然として白内障なのです（**図表5**）。これには医療環境が大きく影響しています。発展途上国では眼科医が少なく、高い治療技術をもった医師は都心部にしかいません。そのため、地方に住んでいる人は病院まで通うことができなかったり、貧困のために治療を受けられなかったりし、白内障における失明率を高める結果を招いています。

日本でも昭和の時代までは白内障で失明する人が多く、治療技術が飛躍的に向上したのは平成に入ってからなのです。その頃から見れば日本の医療水準も高度になりました。今では特殊な医療機関ではなく、一般の開業医レベルで白内障を診断することができ、手術施設のある眼科クリニックや総合病院、大学病院でさえ国民皆保険制度によって誰もが少ない負担で白内障手術を受けることができるようになりました。これが国内での白内障による失明率約3％という数字にも表れています。

海外でも先進諸国は高度な医療水準ではありますが、日本のように患者さんが自分で病院を選ぶことはできません。日本の医療体制は恵まれており、高い水準の治療が安価に受けられます。

この恵まれた環境にいながら、白内障を放置している人がいるのは残念でなりません。こうした不自由な環境から早く解放されるためにも、見え方が「おかしい」と感じたら歳のせいにすることなく、眼科を受診してほしいと思います。

眼を守るには早期に受診して治療を受けることがカギとなる

白内障そのものは治る病気のため、症状が進行しても治療さえ受ければ失明することはありません。しかし、発展途上国のようなケースは別にして、日本でも白内障を放置したことで3％の人は失明に至っているのも事実です。

では、白内障を放置すると、どのような危険性があるのでしょう。

1つ目は、水晶体が溶け出し、眼の中に炎症を起こす「水晶体融解性ぶどう膜炎」の発症につながる危険性です。この病気は、充血と激しい痛みに襲われ、時間が経つほど症状が悪化していき、緊急手術になる場合もあります。

2つ目は、「急性緑内障発作」を引き起こす危険性です。水晶体が濁るだけでなく膨張し、眼球内の水を排出している隅角という場所が狭くなることで、眼圧が急激に上昇して急性の緑内障発作を起こす恐れがあります。この病気も激痛を伴いますが、暗い場所に長くいると眼圧が上がりやすいため、夜中から早朝にかけて起こりやすく、緑内障のなかでも失明の危険性が高いので、早急に処置を行わなければなりません。

これらの病気が起こるのは、まれなケースではありますが、ゼロではないので覚えておいていただければと思います。

また、水晶体の濁りが強くなると眼科の検査に支障をきたし、ほかの眼の病気の発見も遅れる可能性が出てきます。例えば、眼の奥が見えなくなることで眼底検査が難しくなります。これによって糖尿病網膜症や網膜剥離など、失明の恐れのある重篤な病気の発見が遅れる原因にもなりかねません。

さらに、白内障の手術を受けようと決心したとして、手術前には精密な検査が必要となりますが、その検査も正確なデータが取りにくくなり、手術の難易度も高くなって時間がかかってしまいます。

このように白内障を放置していると、さまざまなトラブルを引き起こす可能性があります。ですから、白内障と診断されたら進行具合を確認する意味でも、定期的な検診は受けたほうがいいでしょう。

多くの人が身体のことには気を配り、年に一度は健康診断や人間ドックを受けています。

しかし、眼科に関しては定期的に検診を受けている人は少ないのが現状です。これは、白内障だけではなく、さまざまな眼の病気の発見が遅れる要因になっています。少なくとも50歳を過ぎたら、白内障や緑内障のチェックが必要です。健康診断の際には眼科もオプションとしてつけることをお勧めします。

薬物治療には限界がある

病気の治療には大きく分けると、薬を用いる内科的治療と手術を行う外科的治療があります。がんになると放射線治療も加わりますが、一般的には薬と手術による治療が多いかと思われます。白内障の場合も、基本的には同じことがいえます。

誰でも手術をするよりは、薬で治せるものなら薬で治したいと思うでしょう。残念ながら白内障に関しては、治せる特効薬は存在していないのが現状です。しかし、「私は白内障の初期ですが目薬を1日4回さしています」という方もいらっしゃいます。

確かに、白内障の初期と診断されると、眼科医によっては点眼薬を処方します。多くの場合に処方されるのは、白内障の進行を遅らせる作用のある「ピレノキシン」または「グルタチオン」という点眼液です。以前は内服薬も処方されていましたが、現在はほとんど処方されることはありません。

ピレノキシン（カタリン、カリーユニ）は、水晶体の濁りの原因となるたんぱく質を蓄積しにくくする効果があるとされています。程度の軽い皮質型の白内障に使用した場合、白内障の進行を遅らせる効果があったと報告されています(※1)。また、目の調節力の低下を抑制したという報告もあります(※2)。

グルタチオン（タチオン）には、抗酸化作用があるとされています。

薬物治療で現状をとどめている患者さんもいますが、多くは徐々に進行していくため、薬を使っているからと安心するのは禁物です。数カ月に一度は視力チェックをする必要があります。

通常は視力低下が進行した場合、点眼薬を処方し続けることはありません。視力低下によって日常生活に不便が生じ、患者さんにとって手術による治療が有益だと感じた時点で、医師は手術をお勧めしています。

長く眼科に通院しているにもかかわらず、点眼薬治療のみで改善が見られず、視力低下が進んで不便に感じるようになったら、主治医に手術について相談する、または手術治療を行っている別の眼科を受診し、セカンドオピニオンを聞くとよいでしょう。

【第1章の参考文献および資料】

※1　Kociecki J et al. Klin Oczna Polish 106 (6) : 778-782,2004.

※2　Tsuneyoshi Y,et al: Sci Rep 7 : 6819,2017.

Moeller SM,et al. Arch Ophthalmol. 126 : 354-364,2008.

第2章

白内障の治療法は手術のみ！
検査から手術までの具体的な流れと基礎知識

濁った水晶体を取り除いて人工レンズに入れ替える白内障手術、時代とともに進化

一度濁ってしまった水晶体を元に戻すことはできません。光の通り道を邪魔する濁りを手術で取り除くしかないのです。

けれども、水晶体は単なるガラス板ではなく、凸レンズの役目を果たしています。取るだけでは明るくはなっても、光を屈折させることはできないので、ピントが合わなくなります。ですから昔は、分厚いレンズの入ったメガネをかけたり、コンタクトレンズをつけたりしてピントを合わせていたわけです。

ただ、メガネはとても度が強いものとなり、視野は狭く、周辺もゆがんで見えるなど見え方の質が悪いうえに、外すと途端に見えなくなります。コンタクトレンズは、見え方の質は良いのですが、目の傷や感染などの問題もあるため、通院が必要です。

そこで登場したのが、水晶体の袋（嚢）の中に、「眼内レンズ」といわれる人工のレン

ズを入れる方法です。眼内レンズは1949年に誕生しました。国内で承認され保険適用になったのは1992年4月で、それまでは1枚10万円くらいで自己負担でした。これが現在の「白内障手術」の始まりです。

現在、国内では年間190万件（2023年）の白内障手術が行われており、これはすべての外科手術のなかで最も多い部類に入ります。大学病院や総合病院だけではなく、街中にある眼科クリニックでも普通に行われている手術なのです。

このように今でこそ一般化し、術後は快適に過ごせるようになった白内障手術ですが、平成に入るまでは失明を防ぎ、濁りを取ることに懸命な時代でした。水晶体は直径9㎜ほどの大きさがありますので、これを取り出すには黒目の縁に沿って12㎜以上も（黒目の縁の3分の1から2分の1ほど）大きく切ったあと、水晶体の袋も含めてゴロッと丸ごと取り出していたのです。

これだけ大きく切開すれば当然、眼球内のほかの組織への負担も大きくなり、回復するまでに時間もかかるため、傷がくっつくまでは安静を強いられていました。ですから当時の白内障手術は入院治療（片眼で1週間ほど）が当たり前で、視力が落ち着くまではメガネを作ることもできなかったのです。当時「メガネは最低3カ月経ってから作りましょう」

と言われたほどでした。

その後は、検査機器や医療機器と医療技術の進歩によって安全で精度の高い手術が行われるようになりました。まず、丸ごと取り出していた水晶体が、水晶体の袋部分（水晶体囊）を残し、濁った中身だけを取り除けるようになったのです。しかし、まだ切開創（傷口）は大きく、術後乱視のコントロールも難題でした。

これは遠い昔の話ではなく、ほんの二十数年前のことです。これでは患者さんの望む「視覚の質」（QOV：クオリティ・オブ・ビジョン）には到底及びません。

その後、超音波で水晶体を粉々にして吸引できるようになりました。切開創は小さくなっていきましたが、眼内レンズが5㎜程度あり、糸で縫う必要がありました。

2000年くらいから柔らかい素材のレンズが普及し、折りたたんで小さな切開創から挿入できるようになりました。最近は、さらに小さく折りたため、超音波の金属の筒の大きさにあたるたった2～2・4㎜の切開創からレンズも挿入できるので、従来よりも小さな切開創での手術が可能になり、縫合の必要がありません。術後、手術の切開創がどこにあるか分からないほどです。

コラム 江戸時代の白内障手術は水晶体を眼の中に落としていた!?

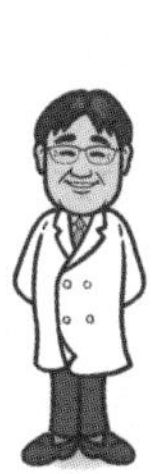

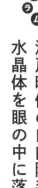

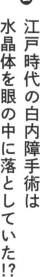

白内障手術の歴史は古く、室町時代にインドから中国を経て日本に伝わったとされています。当時は、鍼《はり》で水晶体を突き刺し、硝子体の中に落とす「墜下法」という方法だったそうです。もちろん麻酔などない時代ですから、相当な痛みが伴ったことでしょう。抗生物質もありませんので、術後は感染症も多かったと推測されます。

これで見えるようになれば苦痛に耐えたかいもありますが、視界が明るくはなっても視力は出なかったと思われます。これが江戸時代まで続いたようなので、前章で触れた滝沢馬琴が手術を受けていたとしても、おそらく文字が読めるほどには回復しなかったでしょう。

白内障手術の恩恵を受けた一人に、印象派の画家モネがいます。モネは86歳でこの世を去りましたが、84歳（1923年）のときに白内障手術を受けています。手術を受ける前と後では、キャンパスに描かれた色彩が違います。

標準的な治療　白内障手術の流れ

①創口作成

目薬で麻酔をしたあと、メスで角膜（黒目）と結膜・強角膜（白目）の境目付近を2～2・4㎜程度切開（創口）し、そこから眼の中に手術用の薬液や小さな器具を出し入れします。

②眼粘弾剤注入

眼内にジェル状の物質（ヒアルロン酸）を入れて満たし、手術を安全に行えるようにします。

③ 前嚢切開

水晶体の中身を吸い出すために、少し曲がった針や先がとがった特殊な鑷子《せっし》を使って水晶体を包んでいる袋（嚢）の前面を円形に切り取って窓を作ります。これをいかに中央で円形に切り取るかが眼内レンズの位置や術後の見え方に影響してきますので、非常に大事な作業となります。

④ 水晶体乳化吸引

水晶体の前面に作成した窓から、超音波の出る金属の筒を入れて水晶体を細かく砕く（乳化）と同時に吸い取ります。周りの袋を傷つけないように濁りを吸い出し、中を空っぽにします。

⑤ 眼内レンズ挿入

中身のなくなった水晶体の袋の中に、先ほどの窓から小さく折りたたんだ眼内レンズを挿入します。すると、袋の中で眼内レンズが開いて固定されます。

⑥眼粘弾剤除去・創口閉鎖

最後に、最初に入れたヒアルロン酸を抜き、代わりに眼の中の成分に近い液体（人工房水）を満たして眼圧を整えたら終了です。ここまでの所要時間は、濁りの強い硬い核や難症例、また突発的なトラブルが起こらない限り10分前後となります。切開創が３㎜以下なら縫合しなくても閉鎖します。

手術と聞くと、怖くて不安になる人が多いと思います。しかし、順調に進めば10分以内に終わってしまいますし、痛みもとても少ないので、術後はほとんどの方が「もう終わったのですか?」「思っていたよりほとんど痛くなかったですね」と口にされます。

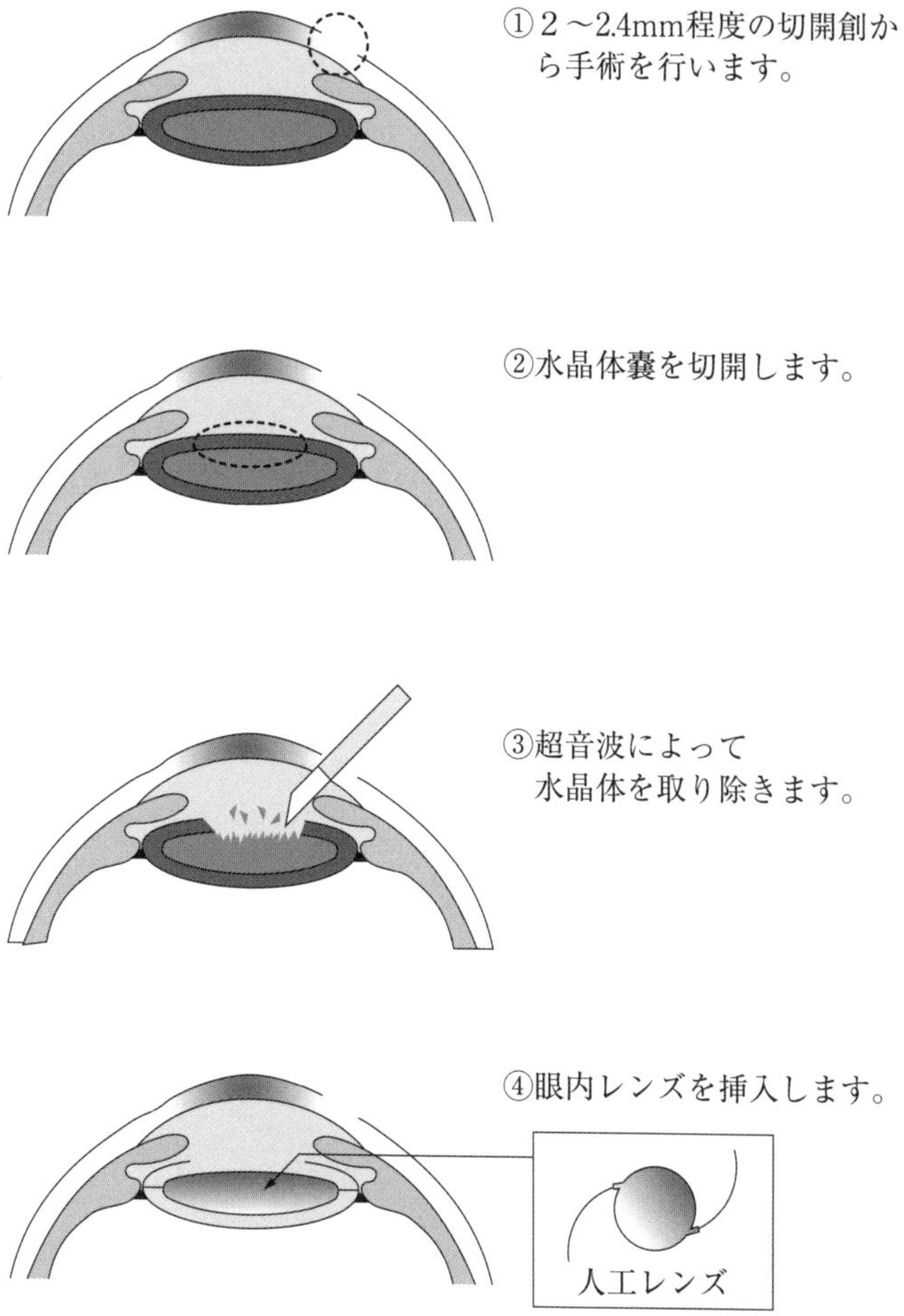
①２～2.4mm程度の切開創から手術を行います。
②水晶体嚢を切開します。
③超音波によって水晶体を取り除きます。
④眼内レンズを挿入します。
人工レンズ

図表6　白内障手術の手順

手術をすると近視や遠視も改善する

白内障手術は、見えにくくなっている眼を見えるようにするものですが、それにはメガネと同じように患者さんの眼の状態に合わせたレンズを入れます。眼内レンズもさまざまな度数のものが用意されており、術後の眼を正視にも近視にも、遠視にもできるのです。

ここで、その仕組みを説明しましょう。

白内障は、ピント合わせをする水晶体が濁ってくる病気だと説明しました。「ピント合わせをする」と表現しましたが、水晶体はピントを遠くと近くに微調整しているだけではなく、平時から強い凸レンズの働きをしているのです（ここでは、その働きを「基本の光の屈折」と表現しています）。

ですから、この水晶体を取ってしまうと、遠近の微調整ができないどころか、強い遠視になり、ひどいピンボケになってしまいます。そこで、この基本の光の屈折を取り戻すのが眼内レンズの最も重要な役目で、これはあらゆる眼内レンズに共通しています。

眼内レンズの度数は、弱いものから強いものまで、広い範囲にわたって細かい刻みで製品化されています。このレンズの度数を選ぶことで「基本の眼の状態」を近視にすることも遠視にすることも、近視も遠視もない正視にすることも、さらにはほんの少し近視、遠視、中等度の近視などにすることもできるのです。

これを利用して患者さんのニーズに合う最適な見え方になるようにレンズを選んでいます。

通常、レンズはその人の眼のサイズや角膜のカーブなどから適切な度数のものを選びます。これによって近視や遠視だけではなく、乱視や老眼も眼内レンズで矯正できるようになります。つまり、白内障手術はメガネやコンタクトレンズと同様に、「屈折矯正治療」の一つともいえるのです。

例えば、若い頃から近視や遠視が強く、レンズの分厚いメガネを使用していたり、コンタクトレンズをつけていたりする人がいたとしましょう。それが、白内障になったのを機に手術を受けると、近視や遠視までも矯正できて度の弱いメガネでよくなったり、もしくはメガネなしでも日常生活を快適に送れるようになったりします。

しかも、一度手術を受ければ、ほかの眼の病気が起こらない限りは、一生その状態を維持することができます。なぜなら、眼内レンズは劣化することがないからです。

昔は視界が明るくなるだけの手術であった白内障手術が、今では眼科手術の進歩によって明るく、しかもメガネなしでよく見えるようになる手術へと進化を遂げました。

視力の矯正というとメガネやコンタクトレンズのほかに、近年はレーシックやICL(眼内コンタクトレンズ)という治療法も登場しています。レーシックは、角膜をレーザーで削ってカーブを変えることでピントを合わせ、ICLは、患者さんに適した度数のレンズを虹彩の後ろ側に固定して視力を矯正しています。白内障手術で使用する眼内レンズを「無水晶体眼内レンズ」というのに対し、ICLは「有水晶体眼内レンズ」とも呼ばれています。いずれにしても、眼の前の部分の治療だけで視力矯正ができるということです。

しかし、白内障がある場合レーシックを行ったとしても、水晶体が濁ったままである以上、視界はかすんで見えません。見えるようにするには、水晶体を取り除いて眼内レンズを入れることになります。

若い頃にレーシックを受けている人は、角膜をレーザーで削っているだけですから白内障手術は可能です。ただし、眼内レンズの度数計算が少し複雑になり、特殊な検査機器がないと誤差が出やすくなりますが、角膜形状を正確に測定する機器がある施設なら安心して受けることができます。

ＩＣＬの場合は、眼内のコンタクトレンズを取り出してから白内障手術を行います。慣れた医師や私たちのようなＩＣＬ手術を行っている医師なら、通常の白内障手術と同様の施術が可能です。レーシックとは違って、眼内レンズの度数計算は通常どおりに行うことができます。

このように、近視や遠視も治すことを可能にしたのは、手術そのものの技術の進歩に加えて、精密な検査技術に負うところが大きいかと思います。超音波によって小さい切開創から高精度の手術ができ、また眼のサイズや形を正確に測定できるからこそ、患者さんの望みどおりの見え方を実現することができるのです。

ひと昔前と比べて検査機器も進化し精度も上がっている

私たちのような専門医が患者さんのニーズに応えて結果を出すことは当たり前です。

しかし、眼科医だけではなく、患者さん自身も納得のいく手術を行うには、私たちの技術だけでは足りません。それには、手術前の準備となる「検査」がとても重要なのです。

なぜなら、患者さんが思い描いているような見え方の実現には、眼内レンズの度数をピタリと合わせるための精密な検査が必要不可欠だからです。

「眼内レンズはみんな同じもの」と多くの患者さんは思っています。けれども実際には、いろいろな度数があり、いわば「オーダーメイド」の手術となります。これはメガネを作るときと一緒で、他人のメガネをかけると違和感があるように、一人ひとりの見え方が異なるために、自分の眼に合った眼内レンズでなければなりません。

そのためには、角膜のカーブの度合い（屈折度）と眼球の奥行きの長さ（眼軸長）を正確に測定する必要があります。これらの測定で得た数値に、数種類の眼内レンズの度数計算式を当てはめて度数を算出し、眼内レンズの度数を決定しています。

ここでわずかな計測のズレが生じると、眼内レンズの度数もその分ズレてしまいます。例えば、眼瞼下垂《がんけんかすい》やドライアイで度数ズレを引き起こしてしまうこともあるのです。そこで、何度も測定してズレないように細心の注意を払って検査を行っています。よって術前検査は時間がかかるのです。

それでも、全体の５％は度数ズレが起こります。なぜかというと、術前検査では不正乱視**（第3章参照）**を見抜けなかったり、角膜のカーブの度合いが大きすぎたり小さすぎたりすると計算式が合わないことがあるからです。

計算式は、角膜や眼球に異常がない状態を想定して作られていますので、そうではない眼球や測定条件が悪いと計算が合わなくなります。特にレーシック手術を受けている場合、通常の角膜の形状とはかなり異なってしまうため、知らずに白内障手術を行った場合は高い確率で遠視になります。

まだ単純な眼内レンズしかなかった時代は、とにかく見えるようになることが先決でしたので、術後にメガネをかけて見えればよかったのですが、現代は多様性の時代です。眼内レンズの性能もハイレベルになっているだけに、それぞれの患者さんのライフスタイルに合わせた見え方が求められ、裸眼で見ることを希望するケースが増えてきました。

① 角膜の屈折度数を調べる

角膜のカーブの度合いを調べるために、以前は「ケラトメーター」という機器で測定していました。これは、角膜を4つのポイントで測定して屈折度を割り出すというもので、山に例えると、高さや形をわずか4つの測定値で決めるということになります。富士山のようにきれいな形をしていれば数値のズレも少ないのですが、形状の起伏が険しい山の場合はアバウトすぎて全体の形が分かりません。

そこで登場したのが、「トポグラフィー」（TMSやOPD）や「トモグラフィー」（前眼部OCTなど）などの最新の検査機器です。

トポグラフィーは、角膜の測定ポイントが数百とありますので、角膜の凹凸を正確に測ることができます。

トモグラフィーは断層撮影のことをいいます。CT（コンピューター断層撮影）の眼科版のような検査がOCT（光干渉断層計）で、網膜の断層撮影のことをいいます。前眼部の断層撮影は前眼部OCT検査と呼ばれ、角膜や虹彩などの断面を調べることができます。
これらの検査機器は、眼内レンズの収まる位置も予測できます。

②眼軸長を調べる

もう一つ大事な検査が、眼軸長を測定することです。眼軸長とは、角膜の頂点から網膜までの長さを指し、眼軸長が正常より短いと遠視になり、長いと近視になります。したがって、眼軸長の長さを見れば本人に確認しなくても、ある程度は遠視か近視かが分かります。

眼軸長の検査には、超音波式と光学式があります。以前は超音波を用いて測定しており、精度を上げるため、何度も測定が必要でしたが、現在は光で長さを測る（光学式）ことが可能になりました。これによって短時間で、さらに精度の高い検査が可能になったのです。

このように検査の精度が上がったことが、術後の見え方を向上させた大きな要因になっています。

コラム OCTの原理を考案したのは日本人だった

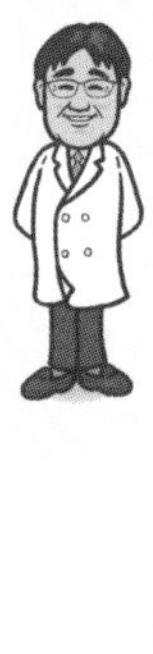

身体の断面を見るCT（X線）やMRI（磁気）に対して、眼の断面を見るのがOCT（光干渉断層計）です。

身体と違ってデリケートな眼には、直接X線や磁気を当てるわけにはいきません。そこで、X線や磁気を使わずに、光の干渉を使って眼の断面を見る方法としてOCTが開発されました。この基本原理を世界で初めて考案（1990年）したのは、山形大学の丹野直弘教授（当時）だったのです。

この機械を眼に使うと、簡単に眼の奥の網膜などの断層面を観察できますので、緑内障や黄斑疾患など、さまざまな眼の病気の早期発見や精密な検査が可能となります。また最近では、角膜や水晶体にも使用できる高性能なOCT、カシアⅡも開発され、白内障の診断や手術前・手術後の検査にも大活躍しています。私たちがこの機械で年齢別に白内障の濁りを計測したところ、10歳を過ぎると年齢に比例して水晶体の混濁が進むことを発見しました。まさにOCTは眼科にとってノーベル賞級の発見なのです。

手術のポイントはいかに患者さんの眼に合った眼内レンズを入れるか

どんなに検査機器が進化して正確なデータを得られ、それに基づいて医師が手術を行ったとしても、それが患者さんの希望する見え方に仕上がっていなければ手術がうまくいったとはいえません。患者さんと医師のゴールが一致してこそ良い手術ができるのです。

そのためには、患者さんと医師との「コミュニケーション」、医師の「手術技術」、検査技師を含めたスタッフとの「チーム医療」の3つが必要となり、どれが欠けても良い手術は行えません。この3本柱がそろって初めて、患者さんの満足を得られる手術を行えます。

コミュニケーション編　――患者さんは自分の希望をきちんと医師に伝える

いくら度数の合った眼内レンズを入れたとしても、「もう少し違う場所にピントを合わせたかった」などと患者さんが満足していないことがあります。こうなると患者さんは「手術がうまくいかなかった」と受け止め、落胆することとなります。

なぜこのようなことが起こるのかというと、患者さんと医師とのコミュニケーション不足が原因と考えられます。現在は、眼内レンズの種類も度数も豊富です。そのなかから患者さんに最適なレンズを選ぶには、数値では表せない患者さん自身の生活習慣を考慮しなければならないからです。白内障手術をすると決まったなら、次にすることは患者さんの職業やライフスタイルを中心に、どの距離が最も大切なのかを聞き出すことに尽きるでしょう。人は無意識に行動していることが多く、普段は当たり前のように取っている作業距離、眼を使う距離というのは、本人が考えている以上に重要なものです。

例えば、本を読んだり、編み物や刺繍《ししゅう》など手元を見たりすることの多い女性が、リビングでテレビがよく見える距離にピントを合わせてしまうと、手元の作業には不都合が生じます。あるいは、ゴルフが趣味で週に1回はプレーしている男性が再び楽しめるようにと思い、遠くがよく見えるレンズを選べば、書類やパソコンの文字は見えにくくて仕事に支障をきたすようになります。このようなことを防ぐためにも、医師は患者さんの日常生活などに関するいろいろな情報が必要です。患者さんのほうでも自分を理解してもらうように情報提供をすることが、満足のいく手術を受けるために大切なことなのです。私たちのクリニックでは念入りなカウンセリングや手術説明会の時間を設けております。

患者さんのほうでも、日頃の行動パターンを記録して、仕事を優先する場合はどれくらいの距離で見ることが多いのか、また趣味も同じくらいに楽しみたいなど、どのような見え方を希望しているのか遠慮せず具体的に伝えましょう。また、持病がある場合は、どのような薬を服用しているのか、過去にどんな病気をしたのかもお話しください。「眼には関係ないと思っていた」と話さないこともあるのですが、意外と眼に影響することは多いのです。特に動脈硬化や糖尿病など血管系の病気は、眼底検査で見つかるケースが多いので侮ってはいけません。

前立腺の治療薬は、虹彩が柔らかくなる作用もあるため、白内障手術で超音波を使うときやレンズを入れるときに、緩んだ虹彩を傷害する可能性があります。これは、フロッピーアイリス症候群と呼ばれ、私たちは細心の注意を払って、手術をします。事前に内服している薬はすべて必ず申告してください。

技術編　——　前嚢切開を最適なサイズにする

白内障手術では眼内レンズを眼の中に固定しますが、その位置は手術後の見え方に影響してきますのでとても重要です。特に、次章で紹介するプレミアムなレンズでは、わずかな位置のズレが見え方の低下につながります。

実は、人の眼は身体を起こした状態と仰向けに寝た状態では少し違います。ですから手術前に身体を起こした状態で検査をしたデータが、手術中は患者さんが仰向けに寝ることで、わずかに回旋（ねじれ）して変化が生じてしまいます。その変化を考慮せずに、術前検査のデータだけを基にして切開したり、眼内レンズを入れたりしてしまうと、予想外に乱視が出る可能性が高くなるのです。

また、乱視を矯正するレンズを使っているにもかかわらず、乱視を増加させるような切開をしてはいけません。

しかし、医師や施設によっては、どの患者さんにも同じ部位に切開する習慣があることもあるのです。そこで、より正確な切開をするために、眼に医療用のペンで印をつけたり、独自のマーカーを考案したりするなど、眼科医はそれぞれで工夫して患者さんの眼の最適な位置に眼内レンズを入れる努力をしています。

眼内レンズが極端にズレたり傾いたりすることは避けなければなりません。これによって不自然な見え方になったり、乱視が生じたりすることがありますので、前嚢切開はできるだけレンズの大きさに最適なサイズの正円に作ることが理想かと思われます。

このように白内障手術は、眼科医の技術に頼るところが大きいといえます。

しかし近年は、切開創を作る位置や眼内レンズを入れる位置を正確に測定して、手術中にマークを出しガイドする「ベリオン」や「カリスト」という機械によって患者さんが起きているときと仰向けになったときで変化する眼の状態を的確にとらえ、眼軸のズレを補正して乱視を矯正するための切開やレンズ挿入を正確に行えるようになりました。

Dr.藤本のこだわり　独自に開発したマーカー

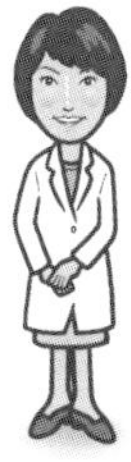

私が眼科医になったばかりの頃（1988年）、白内障手術はギザギザに切り取った前嚢から濁りを取り出し、そのギザギザの袋の中に眼内レンズを入れるのが普通でした。しっかりと真ん中にレンズを入れても、数カ月後にはその袋からレンズがはみ出し、真ん

中からズレることが頻繁にあり、度数もよくズレていました。

しかし、手術前よりは視力が改善していますので、度数が変化するのは仕方のないことだったのです。

その後、ギザギザではない、ほぼ正円に切り取った窓を作り、その中の濁りを超音波で吸い取ることによって、レンズが袋からはみ出すことがなくなりました。けれども、眼内レンズのエッジを均等にカバーする正円の窓を、ほぼ眼球の中心に作らなければ次第にレンズはズレることがあります。それが、多焦点や乱視レンズ、非球面（**第3章参照**）などプレミアムな高品質のレンズを入れるようになると、さらにレンズの中心固定が求められるようになりました。

そこで、２０００年に眼球の中心に正円を作成できる直径5・6㎜のスタンプを考えつき、ドイツのメーカーに依頼して作りました。これは、世界中で現在も使われています。秦先生も、この必要性を強く認識されて、秦式マーカーを作っています。

シンプルなスタンプですが、このマークを眼で追いながら作成すると、白内障手術の初心者であっても中心に正円の窓を作ることができます。チン小帯が外れない限り、長年にわたりレンズのズレもなく、高品質なレンズの機能が保たれます。

また、万一、破嚢（**第４章参照**）しても、レンズは窓の上や中に入れることも可能です。レンズの種類や度数の入れ替えを行わなければならないという難易度の高い手術の場合も、比較的スムーズに摘出し、再挿入することが容易になります。

私は、乱視軸の決定や乱視レンズを挿入したあとにベリオンを使って確認しますが、すべての白内障手術でこのマーカーを用いて手術を行います。こういう「一手間」を惜しまずに質の高い手術を行い、患者さんに長期に良好な視力をキープしていただきたいと願って取り組んでいます。

チーム医療編――専門スタッフの力を集結して患者さんのニーズに応える

手術は医師だけで行っているわけではなく、専門的な技術と知識と経験をもったスタッフがそれぞれの役目を全うし、かつお互いに連携・補完し合いながら手術がスムーズに行えるようにサポートしています。これは、オーダーメイドで服を作るのと似ています。

どんなに仕立て屋の腕が良くても、依頼者の身体にフィットした着心地の良い服に仕上げることができなければ元も子もありません。既製服であれば丈が短いとか長いとか、多少の不満はあっても「既製品だから」とか「安いから仕方ない」と本人も納得し、時にはサイズを直したりして着ています。しかし、オーダーメイドの場合は、わざわざ自分の身体に合わせた服を仕立てるのですから、満足感を得られなければ仕立てる意味がありません。

そこで大事なのは、まずしっかり採寸をして型紙を作り、本人の希望をよく聞いてそれを反映した生地選びやデザインを決めること。そのうえで正確な縫製をして服を仕上げていきます。

白内障手術も同様に、検査技師による術前の正確なデータ（採寸と型紙作り）と、患者さんの希望に沿った眼内レンズ（生地とデザイン）選び、そして看護師などが患者さんの不安を和らげる心配りがあって初めて、医師（仕立て屋）は存分に腕を振るえます。つまり、白内障手術はチームで行う「オーダーメイド」の治療ということなのです。

白内障手術の基本的な流れ

白内障は通常、進行していたとしても手術の難易度は高くなるものの、手遅れということはほとんどありません。遠視などで隅角が狭い方で、急性緑内障発作を起こし、緊急に白内障手術をしないと失明する場合がありますが、ほとんどが事前に準備をして行う計画的な手術となります。手術に臨むにあたって、どのような流れになるのかはクリニックによって異なりますが、平均的なものを挙げておきましょう。

●初診（所要時間は約1時間）

診察：「物が見えづらい」「外に出るとまぶしい」という症状を訴えて来院しますので、症状だけではなく、既往歴などもうかがいます。白内障の有無だけなら細隙灯《さいげきとう》顕微鏡検査（眼の中のさまざまな組織を観察できる顕微鏡での検査）で判断はつきますが、視力障害の原因が白内障だけとは限りません。そこで、ほかの病気が潜んでいないかを打ち消す目的から詳しい検査を行います。

検査：瞳孔を開いて眼底検査を行います。白内障が原因と判明した場合、手術をすれば視力が良くなるのかを検討し、手術の必要があると判断したときには時期について相談します。

●術前検査（所要時間は約2時間）

手術の1〜4週間前に実施します。

検査：眼内レンズの度数を決めるための検査、そのほかの視機能の検査も行います。

採血：感染症の既往を確認するために行います。

診察：どの距離を重視しているのかライフスタイルなどを聞き、最適な術後の見え方を患者さんと相談し決定します。時にはシミュレーションを行うこともあります。

●手術前説明（所要時間は約1時間）

クリニックによっては定期的に説明会を設けています。多くの場合で白内障手術に関する説明ＤＶＤやスライドなどの映像を観ていただいています。その際、本人だけではなく、家族にも手術についての理解を得るとともに、手術の前後には生活をサポートしてもらうことで良い経過をたどることができますので、家族や付き添いの人の同伴が望ましいと思います。

●手術当日（所要時間は準備、術後安静を含めて約2時間）

歩きやすい靴、リラックスできる服でお越しいただくことをお勧めします。服の上から手術用のガウンを着たり、ヘアーキャップをかぶったりします。目薬による麻酔をしたあと、しっかり消毒し手術の開始。手術時間は10分前後となります。

手術終了後：控室で落ち着くまでゆっくりと過ごします。

術後ケアの説明：日常生活の注意点、翌日の診察予約、内服薬や目薬の説明をします。

●手術後の診療（所要時間は約30分）

手術後に良い視力を維持するために、手術翌日、翌々日、１週間後、その後１カ月間は２～４回のペースで定期的な検診が必要です。クリニックによって受診回数は異なりますので、各施設で確認しましょう。

検診の目安：翌日、翌々日、1週間後、2週間後

手術後1カ月

手術後3カ月

手術後6～12カ月

手術を受けるタイミングはいつがベストか

手術は誰でも怖いものです。できれば避けたいという気持ちから先延ばしにする人もいるでしょう。しかし、適切な時期に手術を受けることが望ましいと思われます。

では、適切な時期はいつかというと、「本人が日常生活で不便を感じるようになってきたとき」といえるでしょう。例えば、同じ程度の白内障でも、タクシーの運転手と仕事を引退して自宅で過ごすことの多い人とでは、不都合を感じる度合いが異なります。タク

シーの運転手は仕事ですから道路標識がはっきりと見えなかったり、車の横を自転車がすり抜けたのに気づけなかったりすると、事故につながるので非常に危険です。高齢者の交通事故が増えているのも社会問題としてご存じだと思います。0・7以上の視力があっても、白内障が出ていると、運転時の動体視力は、0・2～0・3くらいに下がり、夕方や夜、雨の日などはさらに下がるのです。ヒヤッとした経験があるなど、切実に感じたときは手術を受ける時期といえます。これに対して多くの時間を自宅で過ごしている人は、手術の必要性を日常で感じることは少ないかもしれません。

しかし、人間の五感のなかでも視機能の低下は、生活の質（QOL）に最も大きな影響を与えています。実際に、適切な時期に白内障手術を受けた人と放置した人とでは、転倒事故、外傷、認知症に陥る確率に大きな差が生じることが、多くの研究で実証されています。

なかでも2017年にアメリカで発表された研究報告によると、全米で転倒事故により病院に運ばれた高齢者のうち、打ちどころが悪くて死亡に至った人の数が、肺がんや前立腺がんで亡くなった人よりも多かったのです。

しかも、転倒した人の多くが、遠近両用メガネをかけていたことで、足下が見えづらくなっていました。このことから、片方だけでも白内障手術を受けていれば、死亡数は減ったのではないかと推測していました。[※1] また、白内障で視力不良の人は、視力良好な人と比べて認知症になるリスクが2・9倍高くなり、[※2] 手術によって視力が良くなると認知症のリスクは大幅に下がる[※3]という報告もあります。

さらに、白内障が進行するほど身体活動性は低下し、結果として高血圧、動脈硬化、高脂血症、肥満などを引き起こし、脳血管障害のリスクが上がります[※4]が、手術を受けることで睡眠時間や睡眠の質が改善して昼間の眠気がなくなるなど、多くの健康関連指数が上昇することも分かっています。[※5]

このように、早期の手術によるメリットとして、メガネから解放される（少なくとも遠くを見るためのメガネか老眼鏡のどちらか一方は必要なくなる）、身体が元気なうちに通院で治療を済ませてしまえることから健康寿命が延びる、そしてなにより豊かな老後生活につながるなどが挙げられます。

その一方、白内障のタイプによっては、進行するほど手術の難易度が上がってくるケースがあります。そうなると手術に時間がかかって患者さんへの負担も大きくなり、術後の回復も遅くなります。また、手術中の合併症（**第4章参照**）につながることがあります。

このようなリスクを最小限に抑え、安全に手術を行う意味でも白内障を放置しないほうが賢明かと思われます。これらのことを総合的に考えて、私たち眼科専門医は最適な手術の時期を提案しています。

注目されているメスを使わない「レーザー白内障手術」

標準的な白内障手術（超音波乳化吸引術）は、すべての工程を眼科医の手で行っています。そのため、医師の技量が術後の見え方を左右するところがあります。特に、最初の角膜切開や水晶体前嚢切開の作成は、眼内レンズを患者さんの眼に合った位置に固定するうえで重要なのですが、医師の経験や感覚で変わってきます。熟練した医師であっても手で行っているだけに、開ける穴の大きさや形には多少のバラツキが出ます。

この工程をオートメーション化し、メスを使わずにフェムトセカンドレーザーで行うのが「レーザー白内障手術」です。フェムトセカンドとは、1000兆分の1秒の光のことをいいます。光は、ごく短時間にピントを合わせて照射すると、大きなエネルギーをもつという性質があります。これによって周りにはほとんど熱が伝わりませんので、組織が傷つくのを防ぐことができます。このエネルギーを利用して、メスの代わりにレーザーを使ってコンピューター制御下で角膜切開から水晶体の分割までを、正確かつ安全に行うことが可能となりました。

もともと眼科領域では、角膜移植やレーシックの手術にフェムトセカンドレーザーが用いられていましたが、近年は白内障手術にも応用するようになりました。

しかし、フェムトセカンドレーザーでいくら正確な切開が可能になったとしても、肝心の切開する位置を正確に決められなくては意味がありません。そこで、術前検査が重要になるわけですが、先の項で説明しましたOCT（角膜から水晶体の後ろまでを正確に測定できる機械）が、フェムトセカンドレーザーの機械には搭載されています。このOCTでの三次元解析の結果を基にしてレーザー照射をすることで、従来は不可能と思われていたミクロン単位（1000分の1㎜）の正確性での手術を可能にしたのです。

これによって正しい位置に眼内レンズを固定することができ、眼内レンズの機能を最大限に引き出すことができるようになります。

　このようにレーザー白内障手術は、正確さが求められる工程をフェムトセカンドレーザーで行うものであり、それ以降の水晶体を乳化して吸引する際には超音波を使用し、医師の手による作業となります。

　ただ、フェムトセカンドレーザーで水晶体の硬い組織（核）の分割も行えることは、医師が眼の中で直接行う作業を極力減らすことになりますので、手術中に起こる合併症のリスクを軽減することにもつながります。また、レーザーによる正確な前処理を行うことで、超音波を使用する時間を短縮し、眼への負担も軽減できます。

レーザー手術のメリット・デメリット

　よく表現されるのは、100人の眼科医がレーザー手術をすれば、100人が同じような手術を行うことができるということ。ただ、熟練した医師であれば、手による手術でもレーザー手術と大差はないとされています。

だからといって、レーザー手術を使うのは腕の未熟な医師で、経験を積んだ医師には必要のない機械というわけではありません。

「神の手」とか「スーパードクター」といわれる名医の手術は、その医師にしかできないものです。その医師がいなくなれば、その技術は失われて二度と手術を受けることはできなくなります。それより、誰が行っても同じ結果が出せる技術を伝えたほうが、のちのちまで多くの患者さんを確実に救うことができるのです。それが、医療においては大事なことではないでしょうか。

フェムトセカンドレーザーを使って正円で眼内レンズが均等に固定される大きさ（5・5〜5・7㎜）の前嚢切開を、いつでも誰でも作成できることで、眼内レンズを正確な位置に入れることを可能にしています。これによって術後の見え方も、患者さんの希望にかなったものとなります。

また、レーザー手術の強みは、手術中に発揮される追従ともいえる機能です。先にも触れたように人間の眼は、寝ると回旋現象といって眼球がグルグルと回ります。

このようなときでもレーザー白内障手術では、コンピューターによって追従するので常に中心をとらえ、さらに術前に撮った写真が術中の術野に投影されますので、角膜のひずみの方向を的確に割り出すことができるのです。これにより術後に生じやすい乱視を防ぐことができます。医師が行う手術では、医師の経験と知識と技術で違ってきますから腕の見せ所となります。

ただし、レーザー手術では、発生率は極めて少ないですが、レーザー中に器具が外れたり、レーザー器械の故障というトラブルが起こる場合があります。そのため年に数回、メンテナンスで器具や器械の調整を行い故障しないようにしています。手術前には、患者さんごとにデータ入力を行うので、患者さんが手術室に入る前に準備に時間を要します。また白内障の超音波手術の器械とは別なので、レーザー後に少し移動していただくことになります。

角膜疾患や混濁がある方、瞳孔が散瞳しにくい方には、フェムトセカンドレーザーは使用できない場合があります。

このようにいくつかデメリットがありますが、人の手で行うよりもより正確に手術を行えるというメリットがありますし、進行した白内障で硬い核などは、超音波の時間が減るのでより安全に手術が可能です。

２０２４年４月現在、レーザー白内障手術は厚生労働省の認可がないため、保険適用で行うことはできません。受ける場合は患者さんの自費治療となり、クリニックによって費用は変わります。

Dr.秦のこだわり　術後の眼内レンズの癒着をコントロールする

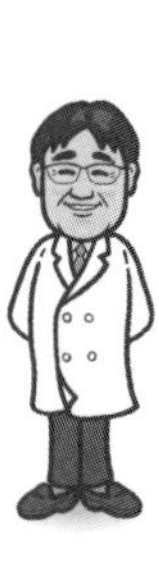

外来では、以前にほかのクリニックで手術を受けたという患者さんを診察する機会も、当然多くあります。

そんなとき、ある程度手術の経験を積んできますと、なんとなくではありますが、その患者さんの眼を通して手術をなさった医師と会話することができます。もちろん、私の空想であって本当に会話するわけではありません。けれども、どんな状況だったのかは、手術の痕跡を見れば分かります。

「難症例だったんだろうなぁ」「ここ、大変だっただろうなぁ」「うまいなぁ」

そんなふうに感じることがあるのです。それなら、私が手術をした患者さんも別のクリニックを受診したとき、その医師が私の手術を見て同じように感じてもらえるかもしれません。そう考えると手術の痕跡は、診察した医師同士だけが解読できるメッセージとなるわけで、それを私も送ることができないかと思うのです。

ですから、私からのメッセージを解読できる見知らぬ医師に伝えたいと、見られても恥ずかしくないように一つひとつ考えて丁寧な手術を行うことを強く意識しています。

創口の作成……なるべく、どこから切ったか分からないくらいきれいになるように。

虹彩……触らず傷つけず。

前嚢切開……確実に可能な限り正円に切開をする。

今まで、少しでも理想の正円に近づけるために正円マーカーやハサミなどを開発してきました。それでも、100%満足というわけにはいきません。その点、フェムトセカンドレーザーを用いて切開を行うと、手動とは違って格段に精度が上がります。これは実際に経験した術者ですと一目瞭然です。

しかし、時に治る力は、手術の邪魔をします。いくら水晶体の袋をきれいに切開しても、治る過程である程度の時間が経つと不規則に癒着して正円が崩れてくることがあります。正円が崩れると、眼内レンズが傾き、ゆがみが多くなって見え方に影響します。

せっかく正円に切開したのにゆがんでしまっては意味がありません。ならば手術中に、手術後の癒着をコントロールできないか？

そこで、水晶体の袋の中に、カプセルテンションリング（ＣＴＲ）という特殊なリングを眼内レンズと一緒に入れます。そうすると、治る過程で水晶体の袋が収縮するのを防ぎ、長期間、切開の安定性を保つことができます。そのため私たちは、フェムトセカンドレーザーを使用した白内障手術の場合はすべての患者さんに、多焦点レンズなどのプレミアムレンズを入れる場合は必要な患者さんに、ＣＴＲを使用しています。

こうした私の手術に込めた思いが、メッセージとして伝わりますように！

Q 手術中に患者さんは周りが見えているの？

A 眼を開いた状態で手術を行うと聞くと、多くの患者さんが「手術の様子が見えるのではないか」と思い、恐怖を感じるようです。

しかし、実際には顕微鏡の光がダイレクトに当たっていますので、かなりまぶしいのです。しかも、レンズである水晶体を取ってしまうため、眼の中で手術道具を動かしていてもピントが合わないので患者さんには分かりません。

手術を受けた患者さんにアンケートをとったところ、8〜9割の人が「水の中に潜っていて、下から水面を見たときに太陽がキラキラ輝いているような状態で、とてもきれいだった」「宇宙旅行に行っていたようだった」と答えていました。

これは、水晶体を超音波で粉砕しているとき、眼内灌流液《かんりゅうえき》を流しながら濁りを吸引しますので、それが水の中にいるようなイメージを与えるのではないかと思います。

そして、眼内レンズが入った瞬間にピントが合うので、「レンズが入ったのが分かって感動した」とよくおっしゃいます。

Q 白内障手術は両眼を行ったほうがいい？

A

加齢による白内障は、ほとんどの場合で両眼に現れますから時期をおいて両眼とも手術を行うようになります。けれども、なかには片眼の視力は良く、もう片方の眼だけが白内障になっていたり、外傷性の場合もよくあり、そういうときには片眼だけ手術を行うこともあります。

　もう片方が裸眼でよく見えているなら問題ありませんが、多くの人が近視や遠視で、普段はメガネやコンタクトレンズをつけて過ごしています。そういう場合は、片眼だけに白内障手術を行うと、両眼で見たときのバランスが悪くなるのです。

　白内障手術は、屈折矯正治療でもあります。術前にメガネやコンタクトレンズをつけていた人が、術後には裸眼で見えるようになります。そうなると、片眼だけを手術して裸眼で見えるようになっても、もう片方の眼はメガネやコンタクトレンズが必要な状態です。そのため、手術をしないほうの眼の視力に合わせて白内障手術を行うこととなります。つまり、せっかく裸眼で見えるようになるものを、あえて近視や遠視を残した手術を行うということです。

　白内障手術は、希望の距離に眼内レンズの度数を合わせますので、近視や遠視、乱視を減らすことができます。特に遠視の人は、遠くも近くも見えにくいですし、強度近視の人には裸眼で見えるようにできる機会なので、ある程度白内障が始まっていたら両眼の手術をお勧めしています。

【第2章の参考文献および資料】

※1　Daniel H Chang et al. Annual meeting of American Society of Cataract and Refractive Surgery 2019,San Diego
※2　Fujiwara-Kyo Eye study 日本人データ
BioResearch Open Access,2016
※3　American Journal of Ophthalmology 2008
※4　Medicina（Kaunas）2006
※5　Rejuvenation Research,2013
Rejuvenation Research,2014

第3章

種類や特徴は多種多様！
あなたにとって最適な眼内レンズの選び方

眼内レンズの歴史と形状

今でこそ術後の見え方に影響する眼内レンズの重要性を、患者さんも医師も感じていますが、そもそも眼の中に人工のレンズを入れるという発想は、どこから生まれたのでしょう。

実は、偶然の事故がきっかけで開発されたものでした。第二次世界大戦の折、イギリス軍の戦闘機が被弾して操縦席の窓が割れ、その破片がパイロットの眼に刺さってしまったことが始まりでした。本来なら取り除くべきところを、それができない場所だったために放置することとなりました。すると、感染症を起こすことなく眼の中に存在し続けたのです。これがヒントとなって研究が進み、眼内レンズが誕生したという経緯があります。

ですから開発当時の眼内レンズの素材は、戦闘機の窓と同じＰＭＭＡという硬い素材のプラスチックを用いていました。硬いということは、眼の中に入れるにはレンズより大き

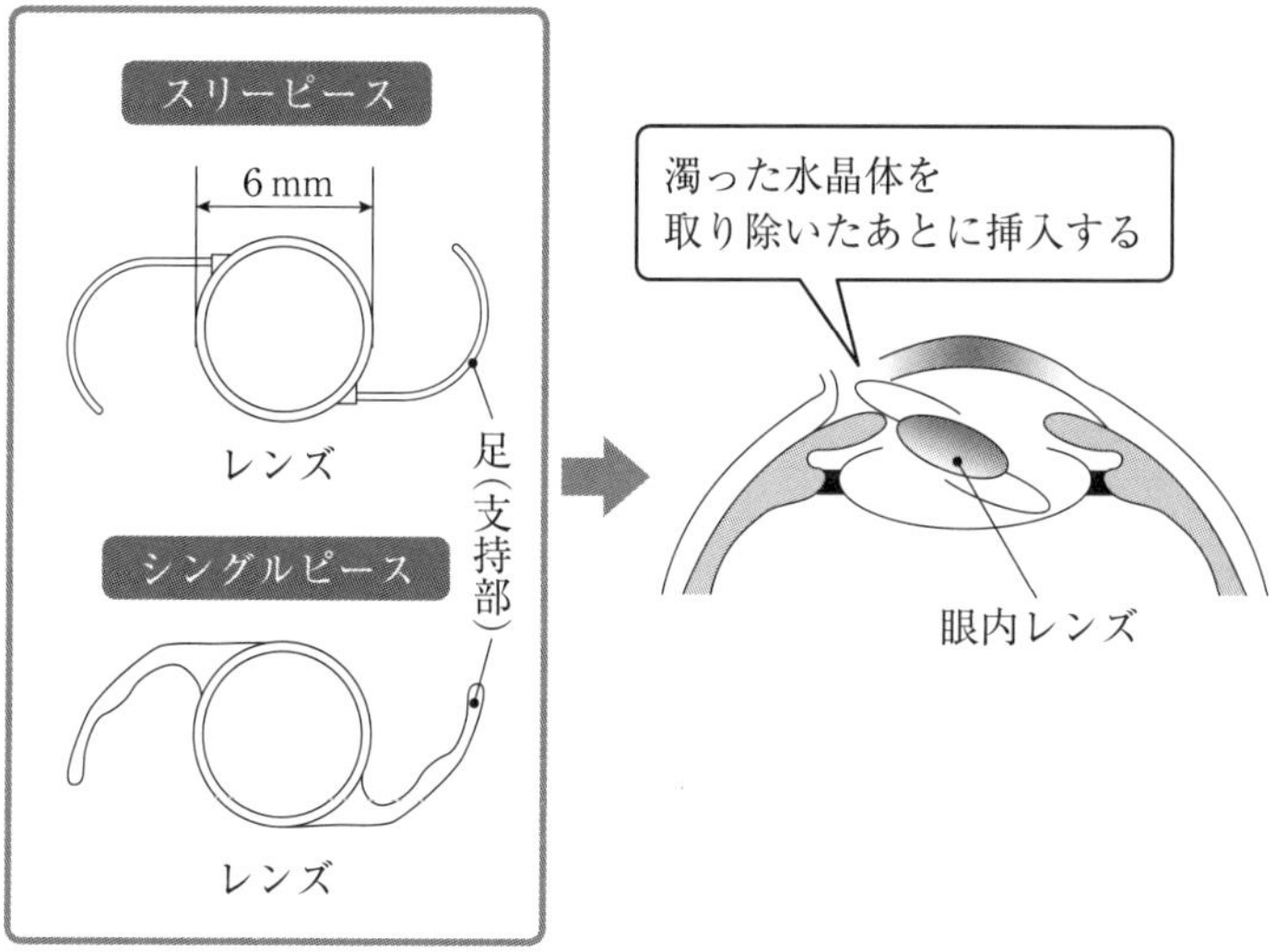

図表7　シングルピースレンズとスリーピースレンズ

く切開しなければなりません。そのため、5～6㎜の切開口を作っていたのです。

それが現在は、技術の進歩によって柔らかい素材になり、切開口も小さくなったのはもちろんのこと、デザインや機能性も高まり、患者さんのライフスタイルに合わせて眼内レンズを選べるようになりました。

眼内レンズは直径6㎜ほどのレンズと、それを水晶体の袋の中で固定するための2つの支持部で構成されています。最近では柔らかいアクリル系とシリコン系の素材が主流になっています。

大きさは直径6㎜ですが、レンズの素材が柔らかいので折りたたむことができます。これによってレンズを入れる窓となる水晶体前嚢切開も2~2・4㎜程度で済むようになり、ここから折りたたんだ眼内レンズを挿入します。すると、袋の中でレンズが開き、2つの支持部が伸びて固定される仕組みです。

どうして袋の中で固定されるのかというと、レンズから足のように伸びる支持部がバネになっているからです。水晶体の袋の大きさは患者さんによって異なりますが、袋が大きい場合はバネが伸び、小さい場合はあまり伸びずに縮んだ状態で袋に固定されます。レンズと支持部はメーカーによって、両者が一体になっているシングルピースと、分かれていて個別に取り付けられるスリーピースの2つのタイプがあります（**図表7**）。

また、眼内レンズの種類は機能の面で次のように多種多様です。

●単焦点と多焦点の眼内レンズ

眼内レンズは、大きく分けると「単焦点眼内レンズ」と「多焦点眼内レンズ」の2種類があります。単焦点眼内レンズはピントの合う位置が1つなのに対し、多焦点眼内レンズは複数にピントが合うレンズです。詳しくは次項より紹介していきますが、多焦点眼内レンズは焦点が2つと3つのもの、焦点の合う距離を広くしたものなど、高機能なことから「プレミアム眼内レンズ」とも呼ばれています。

●球面と非球面の眼内レンズ

光を集めるには球面のレンズが良いように思われますが、実は光が一点に集まらないので対象物は少しぼやけてしまいます。そこで、光が一点に集まるようにレンズの表面に特殊なカーブをもたせた非球面レンズもあり、最近は主流になっています。

非球面レンズは鮮明な視界が得られることから、眼内レンズだけではなくカメラや望遠鏡のレンズなどにも使用されています。

●透明と着色の眼内レンズ

以前の眼内レンズは透明でしたが、近年は薄い黄色のレンズが増えてきました。実は、水晶体は加齢とともに黄色味を帯びてきます。そのため、普通に見ていると青に近い色の光はある程度カットされるようになりますので、透明のレンズを入れると術後は青い光を強く感じるため違和感をもつことがあります。ですから黄色い眼内レンズのほうが、元の水晶体に近い状態であり、色も自然な見え方になるわけです。

このようなことから、あらかじめ青い光をカットして違和感を抑えるために、眼内レンズを薄い黄色に着色するものが出てきました。

●紫外線カットの眼内レンズ

最近の眼内レンズには紫外線吸収剤が入っているので、紫外線はカットされ、網膜への光障害を防いでくれます。

見る対象との距離を絞るなら単焦点眼内レンズ

近い距離、あるいは遠い距離というように、合わせたい1つの距離にピントを合わせるのが単焦点眼内レンズです。

日常的に近い距離で物を見ることの多い人は、近くにピントを合わせた眼内レンズが適しています。逆に遠くを見る機会の多い人は、遠くにピントを合わせた眼内レンズを選びます。焦点を絞っているだけにコントラスト（色の濃淡）が高く、最もクリアに見えるのが特徴です。しかし、１つの距離にのみピントを合わせていますから、近い距離にピントを合わせた眼内レンズを選んだ場合は、遠くの物がぼやけて見えます。逆に遠くにピントを合わせた眼内レンズを選んだ場合は、近くの物がぼやけて見えます。

このようなことが起こりますので、術後は焦点を合わせた距離以外を見るときは、メガネをかけて補う必要が出てきます。

手術前からメガネを使用していて煩わしいとは思っていない人にとっては、術後もメガネをかけることに抵抗はないかもしれません。そういう人には、単焦点の眼内レンズでも十分かと思います。また、最近は単焦点眼内レンズに比べて、少しだけピントの合う範囲を広げた「低加入度数レンズ」（Ｍｏｎｏｆｏｃａｌ Ｐｌｕｓ）というレンズも出てきましたので、こういうレンズを選ぶのも一つの方法ではないでしょうか。

モノビジョンについて

このほか、「モノビジョン」といって両眼で見ていると気づかない程度に、左右の眼のレンズの度数を少しずらすことで、やや遠くとやや近くが見えるようにする方法もあります。分かりやすく極端な言い方をするなら、片方には遠方用、もう片方には近方用のレンズを使用することで、両眼で見たときには近くと遠くが、そこそこ見えやすくなるというわけです。例えば、車の運転やゴルフをする方は、遠い所と1mくらいの距離に合わせたり、部屋の中にいることが多い方には、テレビと机の上に合わせたりすることを勧めます。

モノビジョンは、左右の度数の差が1・5ディオプター以内になるのがお勧めです。これ以上ズレると、立体視や両眼視ができなくなるからです。なかには、まれですがもともと左右差が強く片方ずつで見ることに慣れている場合は、2ディオプター以上ずらすこともあります。医師とよく相談して決めることをお勧めします。なお、モノビジョン法は単焦点眼内レンズなので保険適用になっています。安価で白内障手術を受けることができるのも魅力です。

メガネから解放されたいなら多焦点眼内レンズ

1つの距離にピントを合わせる単焦点眼内レンズに対して、焦点を2つ、3つあるいは5つ備えているのが多焦点眼内レンズです。国内で多焦点レンズは2002年から使用されるようになりました。

2焦点の場合は、近くと遠くの2つにピントを合わせることができます。これは、眼に入ってくる光を近くと遠くに振り分けることで、2つの距離に焦点が合うように設計されているからです。近くとは30〜40㎝、遠くとは3〜5mくらいの距離をいいます。これによって遠近両用メガネをかけずに過ごすことも可能になりました。レンズの種類によっては、例えば車の運転中には信号や道路標識はもちろんのこと、カーナビも裸眼で見えるようになります。仕事で書類を見たり、ゴルフやテニスなど遠くと近くを見る機会の多いスポーツを楽しんだり、現役バリバリでアクティブに活動している人は、いろいろな場面でメガネをかけたり外したりといった煩わしさから解放され、快適に過ごせるようになるでしょう。ただ、私たちが日常で見ている距離は、料理をしたりパソコンを見たり、買い物の際には商品表示を見るなど、近くと遠くの中間（50～80㎝）を見るシチュエーションが意外と多いのです。そのため、2焦点ではメガネが必要になる場面も出てきます。

そこで登場したのが3焦点レンズです。遠く、中間、近くにもピントが合いますので、生活するうえでとても便利です。さらに、ピントの合う範囲を少し広くした焦点深度拡張型（EDOF）の多焦点レンズもありますし、遠方から近方まで連続して見える5焦点のもの、遠方とやや近方がなだらかに見えるものなど多くの種類が出てきました。レンズ代金が自費のものと保険で認可されているもの、手術費用が保険適用の場合と自費の場合もあります。

レンズの開発は日進月歩で、前著を出版してから3年が経ち、次々と新しいレンズが認可され使用できるようになっています。今後もまた新しいレンズが開発され、選択肢が増えていくと考えられますが、2024年2月現在、我々の手元にある正確な情報のみ記載します。

最新の眼内レンズの情報はこちらのQRコードでチェックしてください。

●回折型（3焦点、5焦点）

レンズの表面に回折格子（細かい溝）が入っており、これによって光を遠方と中間、近方に振り分け、遠くも中間も近くも見えるように設計されているデザインで近年、主流になっています。また、光の入る配分を遠・近や、遠・中・近に分け、瞳孔の大きさで見え方が左右されることはなく、瞳孔の小さい方、高齢者にも安心して使用できます。

●焦点深度拡張型（EDOF）

通常の多焦点眼内レンズは光の焦点を散らすことで、3ないし5カ所にピントを合わせています。一方で、この焦点深度拡張型レンズは光を振り分けることなく、見える範囲を拡張します。そのため、視力が出にくい範囲が狭くなるという特徴があります。しかし、回折型レンズなどほかの多焦点眼内レンズに比べて近方の視力が弱いとされています。

●波面制御型

レンズ表面に波面制御という独自の最新技術が取り入れられています。この構造によって、多焦点眼内レンズの弱点であるハロー・グレアなどの異常光視症が、単焦点眼内レンズと同程度といわれています。

●2焦点分節状屈折型

遠方55%、近方45%に2分割されたレンズ設計で、近方加入度数が数種類あります。コントラストは良好ですが、加入度数により、ハロー・グレアが出る場合もあります。

●屈折型

同心円状に、遠方・近方・遠方・近方と度数が組み合わさったデザインで、2002〜2010年までは屈折型が主流でしたが、レンズの中心固定が悪い場合や瞳孔径が小さい場合に視力が不安定なため、屈折型の使用が減少しました。国内ではHOYAレンズが認可されていましたが、2023年で製造を終了しました。

このように多焦点レンズにはいろいろなタイプがあり、選択肢が増えているので迷われることもあると思います。

多焦点レンズのメリットは裸眼でよく見える生活を手に入れられることですが、単焦点レンズに比べると、シャープさが落ちたり暗い所では少し視力が落ちたり、にじんで見える（ハロー）やまぶしく見える（グレア）などのデメリットもあります。近年は、そういうデメリットをできるだけ減らしたレンズ設計が行われてきましたので、当初のレンズよりはかなり改善しています。

いろいろな特徴をよく理解していただき、医師と相談してご自分に合った眼内レンズを選ぶとよいでしょう。

新たなシステム「選定療養」とは？

多焦点眼内レンズを選ぶにあたっては選定療養対象のレンズと自由診療のレンズ、保険

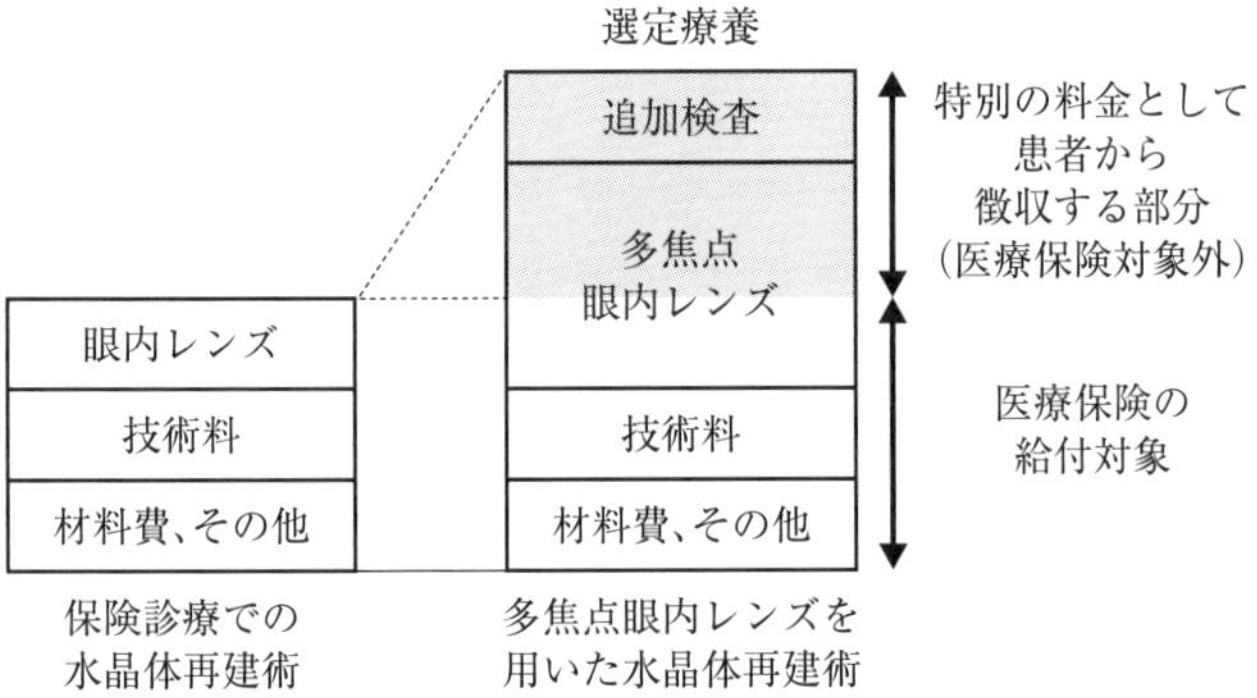

出典：日本眼科学会「多焦点眼内レンズに係る選定療養の運用について」

図表8　選定療養のシステム

診療のレンズがあり、なかでも選定療養と自由診療についてはそれぞれの違いをおさえておく必要があります。まずは選定療養について説明します。

日本では国民皆保険制度があり、保険に加入している方なら全国どこでも平等に安価で医療を受けることができます。これまでは多焦点眼内レンズを希望する患者さんは全額負担でしたが、先進医療保険でカバーされていました。しかし、2020年3月でこの保険は終了し、2020年4月より「選定療養」というシステムが導入されました。これは、追加費用を患者さんが負担することで、保険適用の治療と保険適用外の治療を併せて受けることができるという制度です（**図表8**）。

選定療養では白内障手術自体は、通常の単焦点眼内レンズと同じように保険適用となり、多焦点眼内レンズの費用のみ患者さんが負担します。

ただし、すべての多焦点眼内レンズが選択できるわけではありません。日本で治験を行っていない新しいタイプの多焦点眼内レンズ（3焦点レンズなど）は、海外から並行輸入され、レンズも手術の費用も自己負担になります。

自由診療の白内障手術とは？

患者さんにとって白内障手術を保険適用で受けられるのは大きなメリットですが、それで希望する医療を受けられるとは限りません。保険適用となる医療は、あくまで標準的なものですから制限があります。メガネなしで日常生活を送りたい、現役でまだまだ仕事も趣味も充実させたいと願っている人にとっては、満足の得られる眼内レンズが国内で承認されているもののなかでは見当たらない可能性があります。

現在、国内では未承認の多焦点眼内レンズが数種類あり、それらは選定療養も認められていないために保険適用外となっています。この場合は、「自由診療」といって多焦点眼内レンズだけではなく、手術費用も含めて全額を患者さんが負担することとなります。

未承認だからといって、安全性が低いというわけではありません。実際には国内外を問わず使用されており、良好な術後経過が多数報告されています。そのほとんどがＥＵ加盟国の品質基準を満たすものにつけられるＣＥマークを取得しているレンズです。

このような場合は、海外で度数をオーダーメイドして輸入するために、届くまで時間を要しますので、担当医と相談したうえで計画的に手術の日程を決めたほうがいいでしょう。

選定療養と自由診療、保険診療のレンズ

選定療養と自由診療、保険診療のそれぞれのレンズを紹介します。

〈選定療養対象多焦点レンズ〉

〈回折型連続型多焦点〉

●パンオプティクス（アルコン社　アメリカ）　3焦点

２０１９年に開発されたアクリソフパンオプティクスのデザインに新しく透明性を追求し紫外線、青色光吸収剤含有クラレオン素材のアクリル製の3焦点レンズです。光エネルギーロスが少なく、明所から暗所までよく見え、遠方50％、パソコン操作に快適な60㎝に25％、近方に25％配分され、テレビの視聴や運転、料理、スポーツなど、幅広い現代の生活様式に対応することができます。また他社レンズに比べて、軽度な乱視矯正にも対応しており、乱視による術後の視機能の低下を軽減することができます。

●テクニスシナジー（J&J社　アメリカ）　連続型

紫外線、青色光吸収剤含有アクリル－メタクリル素材のレンズで、ＥＤＯＦレンズ（焦点深度拡張型レンズ：遠方から中間距離）と2焦点（遠方と近方）の回折型レンズを組み合わせたハイブリッド型の新しい眼内レンズで、遠方から近方40㎝まで連続して自然な見え方が可能で低照度でもよく見える眼内レンズです。瞳孔径にも依存せず、コントラストも良好で、2022年発売のレンズで、乱視矯正も可能です。また、海外ではテクニスシナジーの後継レンズとなるハロー、グレアを軽減したテクニスオデッセイが登場しており、2024年2月に国内承認が下りたため、近日、国内でも使用される予定です。

●ファインビジョンHP（BVI社　ベルギー）3焦点

2022年に国内治験が終わり、選定療養に認可されました。それまでは、並行輸入され自由診療でした。紫外線、青色光吸収剤含有疎水性アクリル素材で長期にわたりグリスニング（レンズの曇り）が起きにくく、瞳孔径によって、遠方〜近方の見え方に適応し、遠方から中間、近方30㎝までピントが合いやすく、コントラストの低下も少ないのが特徴です。レンズの形状はダブルCループで水晶体嚢内の安定性が良好です。

〈焦点深度拡張型　EDOF〉

●テクニスシンフォニー（J&J社　アメリカ）

紫外線、青色光吸収剤含有疎水性アクリル素材で、透明性が高いレンズです。独自のアクロマティックテクノロジーで色収差を補正することができ、遠方焦点と中間距離の焦点を組み合わせることで、遠方から中間まで高いコントラストで自然な見え方をするレンズです。ピントが合う距離が点ではなく、少しの幅をもった連続的な範囲であるという特徴があります。近くはやや弱いので、近くを見るときはメガネをかけてもよいので、普段の生活で見え方を追求したいという方に合っている眼内レンズで、レーシック後で変形がある角膜形状の方にも適しているといえます。

２０２３年秋に、ピュアシーというハロー・グレア現象を抑えた新しい連続焦点型レンズが、同じJ&J社から海外で発表されました。本書の発刊時にはまだ使用できませんが、近い将来、その性能が楽しみなレンズです。

●ビビティ（アルコン社　アメリカ）　波面制御型、自然視覚レンズ

アルコン社の新しいレンズで２０２３年から国内で使用開始されました。

パンオプティクス同様、クラレオン素材の疎水性アクリル製で、独自の波面制御テ

クノロジー（X－WAVEテクノロジー™）で光を引き延ばし、遠方から中間、実用的な近方視力を手に入れることができ（眼鏡使用頻度はほかの多焦点レンズより増えますが、単焦点レンズより少ない）、光を各焦点に振り分ける多焦点レンズよりもコントラストが良好で、ハロー、グレアは単焦点レンズと同等で車の運転なども支障がありません。コントラストの高い見え方（クリアな視界）が期待できます。光利用率が高いことで、白内障以外の疾患のある方、初期の緑内障やレーシック後の方にも選択できると期待されています。

長時間の読書や小さな文字を見る際は、眼鏡の使用が必要な方もおられるため、左右の度数を少しずらしたマイクロモノビジョンで用いることもあります。

〈自由診療多焦点眼内レンズ〉

●インテンシティ Intensity（Hanita Lenses社 イスラエル）

5焦点にピントが合うレンズで、近く（40㎝）、やや近く（60㎝）、中間（80㎝）、やや遠く（約1m）、遠く（5m以上）に焦点が合う新しい光学設計で、近くから遠くまで途切れず見えます。光のロスが極めて少ない設計で、多焦点レンズの中でも非常に明るいのが特徴です。自由診療のため、限られた施設で扱われていますが、近年、その優れた性能から、使用施設が増えています。

●ミニウェル　レディ（SIFI MedTech社　イタリア）

世界で最初に開発され、従来の回折型や屈折型とまったく異なる独自の設計のプログレッシブレンズ（特許取得）で、正と負の球面収差を利用して遠方、中間、近方まで焦点がスムーズに合います。ハロー、グレアはほぼなく、見え方の質が高く単焦点レンズと同等のコントラスト感度です。形状は4点固定で安定性が高く、レーシック後にも適しているといわれています。ただし球面収差が多い方（強度近視のレーシック後など）には不向きです。

●レンティスMPLUS（Teleon社　オランダ）　分節状屈折型

数少ない屈折型レンズで、遠方と近方は40cmに焦点があり、屈折型レンズの特徴として、コントラストが高く、また2つの焦点の間の落ち込みが少ないのが特徴です。MPLUSは、度数の製造範囲が非常に広く、ほかのレンズでは合う度数がない強度近視や強度乱視でも、完全オーダーメイドできます。レンズデザインにより下方に光が広がる特徴的なハロー症状で、夜間運転に支障を訴える方がまれにおられます。

〈保険適用低加入度数眼内レンズ　Monofocal Plus〉

●レンティスコンフォート（Teleon社　オランダ）分節状屈折型

保険診療で使える、焦点の広い2焦点レンズです。焦点範囲は、遠方を優先した場合、70㎝〜1mくらいがはっきりと見えるので家事などに向いています。光ロスが少ないため、網膜や脳の解像度の高い方では、パソコンや書類も見えるケースもありますが、やはり老眼鏡が必要なことがあります。ハローやグレアが少ない点はメリットで、保険適用のため従来の単焦点レンズと同額の費用で手術を受けることができます。

●テクニスアイハンス（J&J社　アメリカ）NSP-3（NIDEK　日本）

Vivinex Impress（HOYA　日本）

レンズの中心に「収差」というゆがみを加え、周辺部は単焦点レンズですが、中央に向かってなだらかに度数が増え、単焦点レンズよりもやや近方、70〜80㎝が見えやすいのが特徴です。コントラストは良好で、ハロー、グレアは起こりにくく単焦点レンズと同等です。近方視時には、状況に応じてメガネが必要です。NSP－3とVivinex Impressの光学設計は公開されていませんが、アイハンスと同様の効果が期待されます。いずれのレンズも保険適用のため従来の単焦点レンズと同額の費用で手術を受けることができます。

ライフスタイルに合わせて多焦点眼内レンズを選ぶ

白内障手術は、いまやライフスタイルに合わせて眼内レンズを選ぶ時代になってきました。超高齢社会を迎えたことで術後の人生も数十年と長いのですから、患者さんがハッピーに暮らしていけるようにするには、どのレンズが最適なのかを医師も真剣に考えてアドバイスに努めています。そのためにも、これまで繰り返し述べてきましたように、術者自身が患者さんのライフスタイルを把握することが必要になります。

そこで、多種多様な眼内レンズのなかから、患者さんの希望に沿うレンズを選ぶときの目安を図にしてみましたので、これを参考にしていただければと思います（図表9）。代表的な多焦点レンズを紹介します。

以前は、遠くと近方、もしくは遠くと中間に焦点をもつ2焦点レンズからの選択が中心でしたが、現在は、その後に登場した、1枚で遠中近すべての距離をカバーする3焦点レンズが主流となっています。

その代表格が、現在、国内ではパンオプティクス、シナジーの2つです。シナジーは、3焦点レンズという表現は使わず、連続焦点レンズと呼ばれていますが、目的、コンセプトは3焦点レンズと同じと考えて差し支えありません。そして、2023年に新たに国内認可を受けた3焦点レンズがファインビジョンHPで、日本ではこれら3つが現在、選定療養という保険制度の中で使える、広い範囲に焦点をもつ多焦点レンズとなります。

このほかに、5焦点レンズのインテンシティがあり、これは、国内の認可は取っていませんので、自由診療で使われ、いずれも、メガネの使用頻度をできるだけ少なくしたい方のニーズに応えられます。

これら、多焦点レンズとは異なるカテゴリーになるのが、焦点深度拡張型と呼ばれるグループで、国内認可を取っているビビティ、シンフォニーがこれに当たります。焦点の合う範囲は、遠くから中間と、多焦点レンズよりも狭くなりますが、コントラストの高さと、光のにじみが少ない点が魅力で、近くは時々メガネを使っても構わないから、くっきりとした、質の高い映像を求める方には、こちらがお勧めになります。

しかし書籍やスマートフォンを見る場合、3焦点、連続焦点のレンズにはかなわず、読書の際には、時に老眼鏡が必要になる可能性があります。

反対に、家で過ごすことが多く、スポーツも特にしないし車の運転もしない、読書や手芸が趣味という人には、パンオプティクスやシナジー、ファインビジョンなど、近くに強いレンズが適しています。

また、職種や趣味によってはコントラストを落としたくないというケースもあるでしょう。コントラストだけでいえば単焦点眼内レンズがいちばんですが、できるだけメガネをかけたくない場合には多焦点眼内レンズを希望するケースもあるでしょう。

一方、焦点の合う範囲が狭いですが、単焦点レンズ＋αという位置付けになる保険診療で使えるレンズもあります。

また自由診療や選定療養が経済的に厳しい場合は、利き目（優位眼）に単焦点レンズを入れ、利き目ではないほう（非優位眼）に多焦点レンズを入れる方法（ハイブリッド法）もあります。

このように、ライフスタイルのほかにも、費用も加味して、保険適用か選定療養か、さらに機能性を重視して自由診療のレンズを選ぶのか、さまざまな条件でレンズの選択肢は変わってきます。

さまざまなシーンでの見え方をいずれも諦めたくないような場合には、片方にシンフォニー、もう一方にシナジーやファインビジョン、ビビティとパンオプティクスなど、別のレンズを組み合わせる（ブレンドビジョン）方法もお勧めしています。要するにいいとこ取りです。いずれにしても担当医とよく相談して決めましょう。

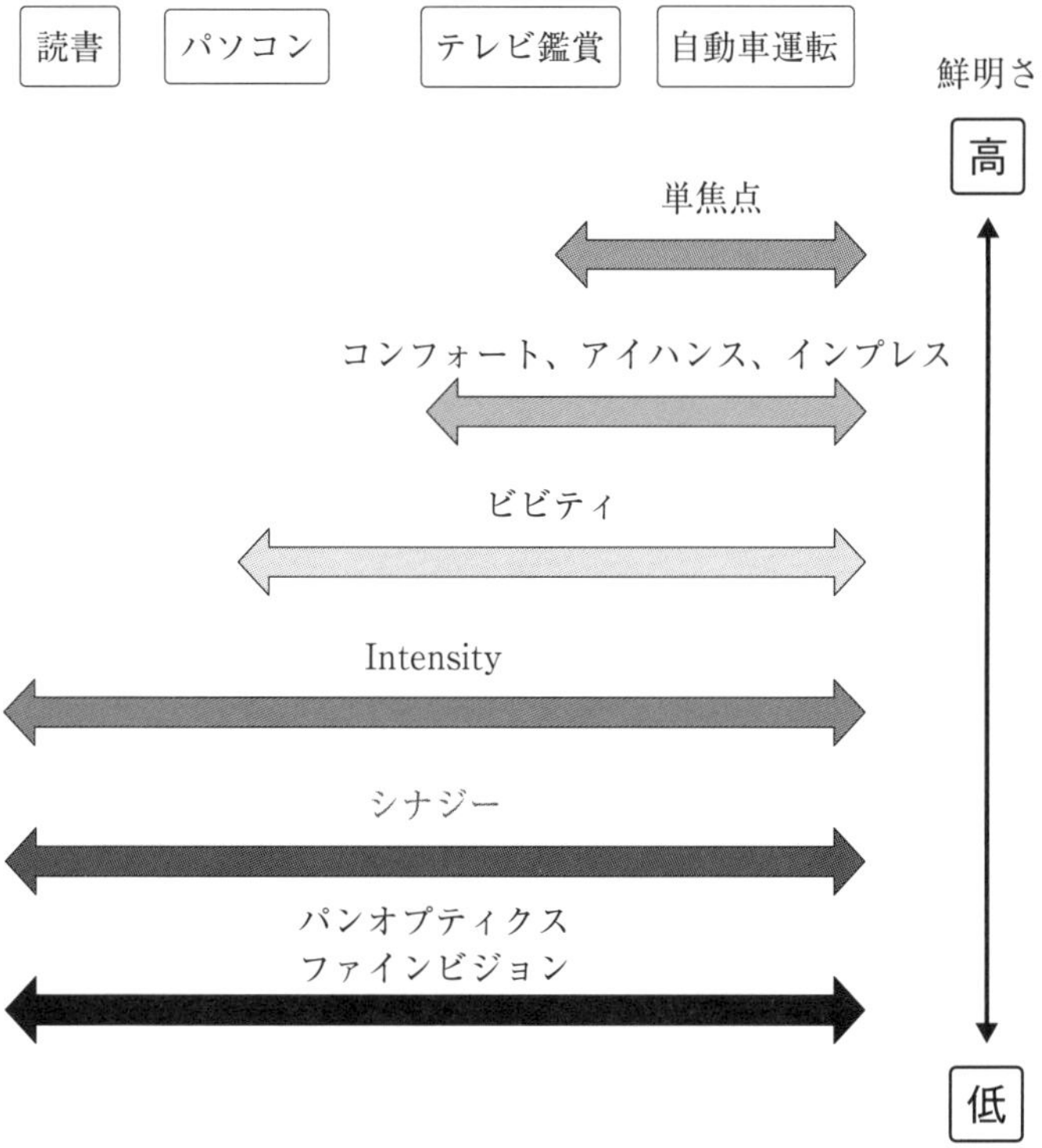

図表9　日常生活に合わせた眼内レンズ

Dr.大内のこだわり

持ち駒を増やして手術戦略の幅を広げる

私が多焦点眼内レンズの手術を始めた頃、多焦点眼内レンズというと、たった1タイプ（回折型のみ）しかありませんでした。違う会社からいくつか製品は出ていましたが、基本的には同じタイプです。こうなると、持ち駒の少ない将棋で勝負をするようなものです。これでは、それぞれの患者さんにピッタリ合うレンズを入れてご満足いただく手術をして差し上げるのは難しいですし、多様なニーズをカバーできません。しかし、当時はそれが医学の限界だったのです。

そんな苦労を経て、今の私の多焦点眼内レンズ手術のこだわりは、たくさんの持ち駒を駆使し、時にはそれを左右に振り分けるブレンド法です。患者さんの仕事や生活に合わせて、あくまで両眼視での視機能を追求し、手術戦略をとことん考え抜きます。

ですから私の手術は、術前に利き眼（あるのです！）がどちらかを確認し、特に患者さんの希望がない限り、片眼の手術から2週間以上空け、先に手術したほうの眼とのコンビネーションを考えて、もう片方の眼の手術戦略を立てています。またその作業を、より精

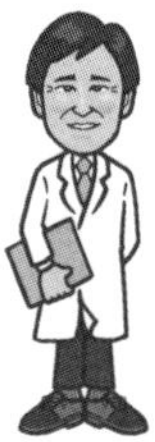

緻にするために、最近では、術中に検査、レンズの度数計算、レンズの固定角度を決める、術中収差計（ORA）を導入しています。

左右に同じレンズを入れる患者さんが約8割、残りの約2割には左右に少し違った特性のレンズを入れ、両眼で広い明視域をつくったり、患者さんの仕事や日常生活のさまざまなシーンにベストマッチの眼をつくって差し上げたりすることにこだわっています。

多焦点眼内レンズが1種類しかなかった時代に苦労した経験が、「常に新しいものを」「患者さんごとにカスタマイズ」という、私の手術スタイルをつくってくれたと今は感謝しています。

乱視はトーリック眼内レンズで治せる

「すっきりとよく見える」というように見え方の質を考えたとき、乱視があるかないかはとても重要なファクターになります。

乱視というと文字どおり「乱れた見え方」となりますから、ぼやけて見えるのも乱視のせいと一般的には思われがちです。しかし、乱視が強いと訴える患者さんを調べてみると、近視でピントが合っていないために、ぼやけて見えているケースが意外と多いのです。

では、乱視とは何かというと、眼のレンズの働きをする角膜や水晶体がゆがんでいるために焦点が合わない状態をいいます。光を屈折させるレンズがゆがんでいたなら、光もゆがめられて一点に集まらずにズレてしまいます。この状態が乱視です。

乱視には、メガネで矯正できる規則正しい「正乱視」と、メガネでは矯正できない規則性のない「不正乱視」があります。通常、皆さんが乱視と言っているのは、正乱視がほとんどです。

乱視のない眼は、きれいなドーム型（通常は丸いボール）をしており、光を屈折させる力が均等なのでピントもきれいに合います。これに対してラグビーボールのような楕円形をした眼では、縦方向と横方向ではピントの合う位置が違ってきます。そうなると、物がぼやけて見えてしまいます。しかし、縦方向か横方向という一定の軸（角度）をもっていますので、メガネやコンタクトレンズで矯正すれば、すっきりした見え方になります。これが、正乱視です。

ここでは、まず正乱視について説明していきましょう。

眼には角膜と水晶体という2つのレンズがありますが、両者は加齢に伴って変化し、それによって乱視が出やすくなります。角膜の乱視はゆっくりと変化していきますが、水晶体の乱視は白内障の進行とともに急激に変化します。つまり、乱視には「角膜乱視」と「水晶体乱視」の2種類があるということです。

正乱視の場合、水晶体乱視は白内障手術で解消しますが、角膜乱視は残ってしまいます。これを、乱視用の眼内レンズ（「トーリック」など）を入れて矯正することで、術後の見え方はすっきりします。

ちなみに、乱視用の眼内レンズは円柱レンズといってカマボコ型をしています。これにより乱視が矯正できます。これを眼内レンズに組み合わせたのがトーリックレンズです。

ただ、乱視用の眼内レンズを入れたからといって、それで矯正できるものではありません。メガネならレンズを作り直すことができますが、眼の中に入れる眼内レンズは度数が合っていないからといって、簡単に取り替えるわけにはいきません。乱視の度数を正確に決めるとともに、正しい位置にレンズを固定する必要があります。

例えば、近視や遠視のメガネは、レンズをずらしてかけてもピントが合ってはっきり見えます。しかし乱視の場合は、メガネを斜めにかけた途端に乱視の方向が変わってしまうため、見えづらくなります。正しくまっすぐにかけて初めて、ピントが合って見えるようになります。ですから乱視の場合は、乱視軸にぴったりと合わせなければなりません。

そこで、術前検査で乱視の位置や度数を正確に測定する必要があります。前章で紹介しましたトポグラフィーやトモグラフィー（前眼部ＯＣＴなど）などの最先端の機器を駆使して乱視の度数を決め、乱視軸（角度）にぴったり合わせてレンズを固定するために、乱視位置の測定機器（ベリオン、カリストなど）を使用して正しい軸（角度）にレンズを入れます。

このように乱視の場合は、手術の工程に一手間かかる分、通常の白内障手術より医師は神経を使い、手術時間も余計にかかってしまうのです。

ドライアイで視力低下？

正乱視と違って角膜の屈折に規則性のない不正乱視の場合は、眼内レンズでは矯正できません。そのため、通常の単焦点眼内レンズを入れるようになりますので、十分な満足度は期待できないのが現状です。

不正乱視かどうかは、トポグラフィーやトモグラフィー（前眼部ＯＣＴやカシアなど）などの最先端の機器で調べなければ分かりません。しかし、高額機器のため、どこのクリニックでも備えているものではないのですが、少なくとも白内障手術を専門的に行っているクリニックには備えていてほしい機器です。

角膜の不正にはいろいろな原因が考えられていますが、身近なところではドライアイでも起こることがあります。

涙は眼の表面を潤すだけではなく、実はレンズの役目もしていますので、涙が均一に角膜を覆っていないと光の屈折も乱れてしまいます。ですからドライアイになると、角膜に凹凸ができやすくなり不正乱視が起こります。

特に多焦点眼内レンズのように高機能のレンズを希望する患者さんは、視力にこだわっていますのでドライアイの治療はとても重要です。こうした対応もしっかりできるクリニックを選ぶようにしましょう。

また、ドライアイのほかに、病的に角膜が変形する「円錐角膜」という病気があります。通常は15〜16歳で発症し、30代半ばで進行が止まるといわれています。原因は不明ですが、アトピーや重度のアレルギー性結膜炎をもっている患者さんに多いことが分かっています。重症の場合は多焦点眼内レンズは適応になりません。ですから単焦点眼内レンズや乱視度数入りレンズを入れることとなり、術後にメガネやハードコンタクトレンズが必要になります。

最近は、円錐角膜用の強膜で支えるスクレラルレンズという大きいハードレンズや、柔らかい素材とハード素材が合わさったハイブリッドレンズ、柔らかい乱視矯正ソフトレンズもあり、角膜の不正乱視を矯正して視力を出すことができます。

円錐角膜は進行性の疾患なので、病気が見つかった時点で、クロスリンキングといってビタミンB_2と紫外線を使って角膜を強化し変形する進行を止める治療方法もあります（参照『あきらめないで！円錐角膜治療』小島隆司著）。

Dr.加藤のこだわり

世界中のデータベースと比較して最適な眼内レンズを選択

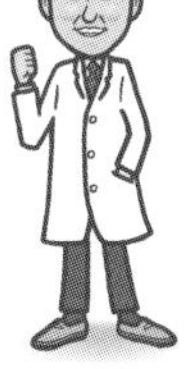

白内障手術は術前のさまざまなデータから、眼内レンズの度数を執刀医が決めています。

とりわけ多焦点眼内レンズを用いた手術では、患者さんの術後の見え方の満足度をいかに上げて目的の度数に近づけるか、その努力が重要と考えています。

しかし、白内障は角膜を切開して行う手術ですから眼の状態が変化してしまうため、一定の確率で想定していた見え方と違う結果になることがあります。

そこで、とても参考になるのが「ＯＲＡ術中波面収差解析装置」という白内障の手術機器です。これは、手術中に混濁した水晶体を除去した直後の眼の状態を分析し、そのデータをインターネットでアメリカのサーバーに送信すると、世界中から集められたデータベースと比較して最適な眼内レンズの度数を執刀医に提案してくれるというシステムの装置です。その間に要する時間は、わずか5秒程度です。

また、乱視用レンズを使用した場合にも、リアルタイムでその乱視の改善程度を確認することができます。

この装置を使用した手術のデータを蓄積することで3カ月に一度、数値が最適化され、さらに的確な眼内レンズを選択することが可能となります。これによって度数ズレが少なくなることが期待できます。

私は、患者さんが最も望んでいる見え方になるように、目的どおりの度数を選ぶことにこだわっています。ですからORAが示してくれた眼内レンズの度数を十分に考慮しながら総合的に判断し、患者さん一人ひとりに最適な眼内レンズを選択して挿入しています。

眼の中にほかの病気がある場合

年齢を重ねると白内障に限らず、いろいろな眼の病気を発症するリスクが高まります。ですから私たち眼科医は、白内障年齢の患者さんを診るときにはほかの病気が潜んでいな

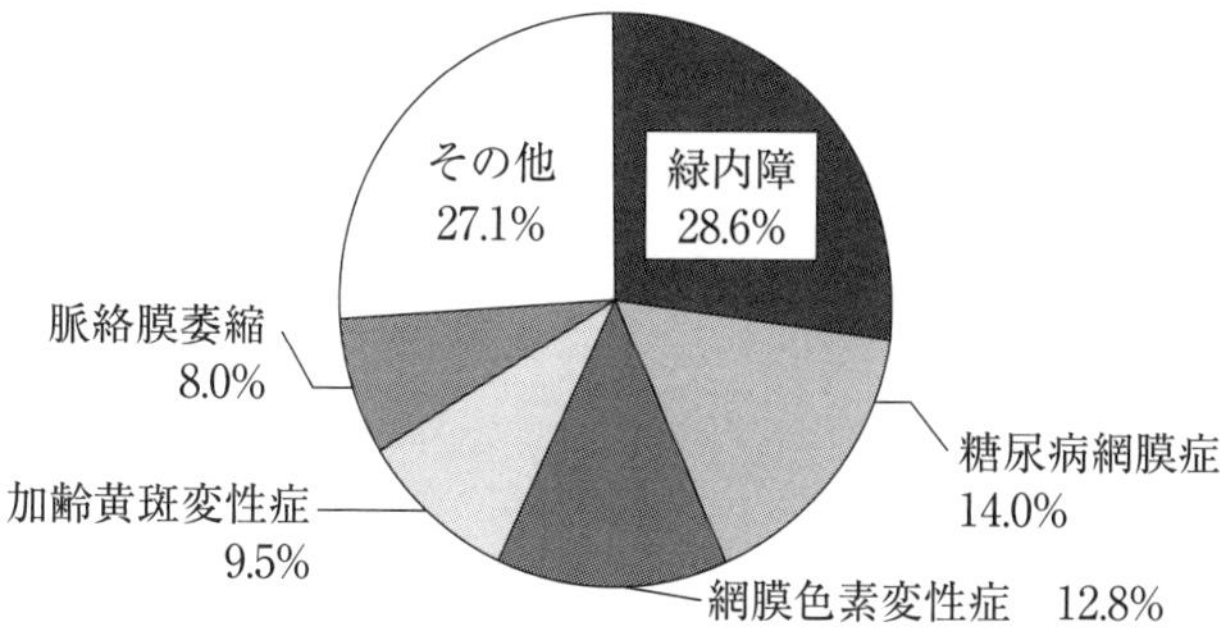

出典：厚生労働省「難治性疾患等政策研究事業研究報告書（2015年度）」

図表10　日本における中途失明の原因

いかも含めて慎重に検査を行っています。

なかでも、緑内障、糖尿病網膜症、加齢黄斑変性症、網膜色素変性症、網膜静脈閉塞症など網膜や視神経の病気は視覚に関わるだけではなく、気づかずに放置していると失明することもあります（**図表10**）。これらの病気が見つかった場合には、適切な治療を行うのはもちろんのこと、進行具合によっては白内障手術の際に多焦点眼内レンズは入れられなくなります。

そこで、発症のリスクが高く、特に注意していただきたい眼の病気を挙げておきましょう（各疾患の眼底写真を巻末に掲載しています）。

●緑内障

眼の中には血液の代わりに栄養や酸素を運んでいる「房水」と呼ばれる液体が流れています。この房水の圧力によって眼球の形状は保たれており、この圧力を「眼圧」といいます。眼圧は時間や季節によって多少は変動しますが、ほぼ一定の値を保っています。それが、なんらかの原因で眼圧が上昇し、視神経が障害されて視野（見える範囲）が少しずつ狭くなる病気が緑内障です。

現在、40歳以上の6～7％が緑内障にかかっており、日本では失明原因の第1位を占めています。

緑内障はいくつかの種類に分けられますが、ぶどう膜炎や糖尿病、外傷など原因がほかにあって眼圧が上がる「続発緑内障」と、ほかに原因がない「原発緑内障」の2つに大きく分けられます。さらに原発緑内障には、房水の出口である隅角と呼ばれる場所が狭い「閉塞隅角緑内障」と、隅角が広い「開放隅角緑内障」があります。

緑内障は種類によって治療も異なりますが、多くの場合は薬物治療、レーザー治療、手術のいずれかが行われます。しかし、一般的に自覚症状はほとんどなく、知らないうちに進行しているケースが多いため、早期発見・早期治療が失明を免れる大きなカギとなります。

●糖尿病網膜症

糖尿病にかかると、血糖値の高い状態が続くだけではなく、粘性のある血液が血管を傷つけ血流も悪くなります。網膜にも血管が通っていますからダメージを受け、視力が低下する病気が糖尿病網膜症です（P230参照）。この病気は、糖尿病腎症、糖尿病神経障害と並んで糖尿病の3大合併症といわれています。

定期的な検診と早期の治療によって病気の進行を抑えることはできますが、実際には日本における中途失明原因の第2位に入るほど頻度の高い病気になっています。

初期の段階では、自覚症状が見られません。しかし、眼底を見ると小さな出血など、少しずつ異常が現れています。糖尿病自体の治療と同様に、血糖値をコントロールすることが重要です。

中期になると、視界がかすむなどの症状が見られます。このとき、眼の中では血管が詰まるなどの障害が起こっています。新生血管の発生を防ぐためにレーザーで眼底を焼く「光凝固術」が行われます。

末期には、視力低下や飛蚊症《ひぶんしょう》が起こり、さらに悪化すると失明に至ることもあります。時には眼底出血や網膜剥離、緑内障などほかの病気を併発するケースがあり、その場合には外科治療が行われます。

●加齢黄斑変性症

私たちは物を見るとき、眼の中に入ってきた光をフィルムにあたる網膜で刺激として受け取り、その情報を電気信号に換えて視神経から脳へと送っています。この網膜の中心部分の組織を「黄斑」といい、ここが加齢とともにダメージを受けて変化し、視力低下を引き起こす病気が加齢黄斑変性症です。

黄斑が変化すると物がゆがんで見えたり、視野の中心が暗くなったり欠けたりといった症状が現れてきます。ところが、通常は片方の眼は正常であることが多いため、もう片方の眼がこの病気にかかっていても気づかないことが多いのです。また「歳のせいだから仕方ない」と諦めてしまうなどで、病状を進行させてしまうケースも見られます。

白内障の場合は手術で治すことができますが、一枚きりのフィルムである網膜は取り換えが利きません。一度変化した網膜の組織は再生しないため、黄斑が変化すると視覚が戻ることはなく、最悪の場合は失明に至ります。ですから早期に発見し、進行を食い止めなければなりません。

加齢黄斑変性症には、「萎縮型《いしゅく》」と「滲出型《しんしゅつ》」の2種類があります。

萎縮型は、黄斑の組織が加齢とともに縮んで小さくなるタイプです。症状はゆっくりと進行し、急激に視力低下が起こることはなく、特に治療の必要もありません。ただ、滲出型に移行して急激に視力低下を起こすことがありますので、定期的な検診が必要となります。

滲出型は、網膜のすぐ下に新しい血管（新生血管）ができ、この血管が黄斑にダメージを与えます。新生血管は正常な網膜にはない血管ですから非常に脆く、成分が漏れ出て溜まったり、出血を起こしたりしやすいのが特徴です。

この場合は、新生血管を抑える薬剤を硝子体内に注射する「抗ＶＥＧＦ療法」という方法が一般に行われます。そのほか、光に反応する薬剤を体内に注射し、それが新生血管に到達したときに弱いレーザーを照射して新生血管を破壊する「光線力学的療法」、新生血管をレーザーで焼く「光凝固術」などもあります。

●網膜静脈閉塞症

文字どおり網膜の静脈が閉塞し、血管が詰まって血液が流れなくなる病気が網膜静脈閉塞症です。糖尿病網膜症と並んで眼底出血を起こす代表的な原因に挙げられています。

網膜の静脈は、網膜全体に枝分かれして広がっており、それが眼球の後方にある視神経乳頭という部分に集まって1本になっています。静脈の枝が閉塞した状態を「網膜静脈分枝閉塞症」（P230参照）、乳頭部で静脈の根元が閉塞した状態を「網膜中心静脈閉塞症」といいます。

網膜静脈閉塞症は50歳以上に起きやすい病気ですが、高血圧との関連が指摘されています。これは、高血圧によって網膜の血管が傷つくこと（動脈硬化）が影響しています。このほかにも血管自体の炎症によって発症したり、糖尿病など血液の粘性が増す病気があったりすると発症しやすくなります。

静脈が詰まると、そこまで流れてきた血液が行く手を阻まれ、心臓より遠いほうの静脈で血液が溢れ出します。溢れた血液は網膜内に広がり、眼底出血となったり、網膜内に閉じ込められて網膜浮腫（網膜の腫れ）を起こしたりします。

そのため、眼底出血では出血が広がっている部分の視野が欠け、網膜浮腫では視力低下として自覚されます。特に、黄斑に出血や浮腫があると視力は極端に低下します。

ただ、どこの静脈が詰まったかによって症状の現れ方はさまざまで、視力が失われることもあれば、本人はまったく気づかないこともあります。

網膜静脈閉塞症の場合も、抗VEGF療法や光凝固術のほか、炎症を抑えるステロイド薬を眼に注射する「ステロイド療法」、硝子体に出血が起こっている場合は「硝子体手術」が行われます。

このように、いずれの病気も放置していると失明の危機に陥る危険があります。それが、白内障と併発している場合は、白内障手術にも大きく影響してきます。なかでも緑内障や糖尿病網膜症、網膜色素変性症のように進行性の病気の場合は、例えば50歳で軽症だからと多焦点眼内レンズを入れたとして、数十年後に病気が進行していたときに、果たして視機能がどのようになっているのか、将来を見据えて眼内レンズを選ぶ必要が出てきます。

多くの場合で、術後に良好な視力が出せると判断されたときにのみ、多焦点眼内レンズをお勧めしています。また、緑内障の初期や網膜の病気でも黄斑の機能が保たれている場合は、主治医の判断で多焦点眼内レンズを入れることもあります。

どのような場合に多焦点眼内レンズが適応となるのかは、患者さんの年齢や病気の状態、進行度によって異なりますので、主治医と相談して決めることが大切です。

また、白内障の手術後も1年に1回は視力、眼圧、眼底検査を受けることが必須となります。特に緑内障は、場合によってはOCT、視野検査なども受け、早期発見・早期治療（目薬やレーザー、手術治療）を行うことで、一生良好な視機能を保つことは十分に可能です。

Q 多焦点眼内レンズはどういう人に適しているのですか？

A 多焦点眼内レンズは、単に白内障を治すだけではなく、屈折異常や老眼も治せて裸眼で日常生活を送れるようになるという、実に前向きな治療です。したがって、眼の病気があるなどで制限される場合は別にして、患者さんが希望すれば多焦点眼内レンズを入れることは可能です。

実際に、第一線で活躍している現役バリバリの人から仕事をリタイアした人、主婦、医療関係、デザイナー、建築士・設計士、美容師、漁業・農業関係者、教師、警察官、消防士と、生活環境も職種も実にさまざまです。

大事なことは、漠然と「よく見えるようになりたい」というのではなく、「スキューバダイビングをして海の中を見てみたい」とか「子どもの頃から強い近視で不便だったので裸眼で生活できるようになりたい」など、患者さんが手術後にどのような生活を思い描いているのか、具体的にイメージをすることではないかと思います。

それを実現するために、今までどういう見え方をしてきて、何が不自由なのか、どの程度治すことができるのか、どういう見え方を希望しているのかを医師が詳しくうかがいながら、患者さんに最適な多焦点眼内レンズを一緒に選んでいきます。

Q　多焦点眼内レンズが不向きな人は？

A　多焦点眼内レンズは、眼の中に入ってきた光を2つ、あるいは3つに振り分けてしまうため、見え方の質は単焦点眼内レンズよりは少し劣ってしまいます。そのため、カメラマンや細かい文字を見る仕事など術後の見え方の質にこだわりをもっている人や、細かいことが気になって考え込んでしまう神経質な人には向かないかもしれません。

多焦点眼内レンズが合うか合わないかは、手術が終わってみないと分からないところがあるからです。事前にきちんと説明はしますが、それでも不安を感じている人は、たとえ術後に良い状態になったとしても、ちょっとしたことで敏感に反応し見え方に影響することがあります。そのため、話をしていて「不向きだな」と医師が感じたときには、お勧めしないこともあります。

また、網膜の病気にかかっている場合や非常に高齢の人などは、網膜の機能自体が落ちている（眼のポテンシャルが低い）可能性があります。そうなると見え方の質が劣ってしまいますので適応にならないことがあります。

Q　眼内レンズに寿命はあるのですか？

A　40代や50代という早い時期に白内障を発症して手術を受ける人は、術後の生活も40年、50年と長く続きます。その間に眼内レンズが劣化するのではないかと心配する患者さんが結構いるのです。

もちろん眼内レンズに寿命がないわけではなく、いつかは劣化するでしょう。しかし、それは人間の寿命よりも長いとされています。特に厚生労働省の承認基準を満たしているレンズの寿命は、その素材の加速劣化試験等を行ってＪＩＳ規格に適応していますから心配する必要はありません。

また、並行輸入している自費の多焦点眼内レンズの場合も、ヨーロッパのＣＥマークを取得していますので品質には問題ありません。ＣＥマークとは、ＥＵ（欧州連合）地域の法律が定める安全基準を満たしていることを証明する表示のことをさします。

心配なのは眼内レンズの耐用年数よりも、むしろ眼内レンズを入れる水晶体の袋（嚢）を支えるチン小帯のほうが、加齢とともに緩んだり、外傷やアトピー、アレルギーなどで弱くなったりしていくことです。

とてもまれなケースではありますが、手術から数年経過してチン小帯が緩み、眼内でレンズがズレて視力が低下したり、緩んでいたチン小帯が外れて眼内に落下したりすることもあります。このようなことは残念ながら予測できませんので、ズレたり落下したりしたら治療を行うようになります**（次章参照）**。

スゴ腕座談会 2024

中村　今日はお忙しいなかお集まりいただきありがとうございます。では、早速、多焦点眼内レンズに関する座談会を始めましょう。司会は私、中村が務めさせていただきます。

――それではまず、多焦点眼内レンズ（以下多焦点）の現状について各先生にお聞きしたいと思います。

藤本　私は2002年に日本で認可されて以来使用しており、10～20%の比率でしたが、2007年先進医療に認可され、レンズ種類も増え30～35%、2020年先進医療が終了する頃は43%、その後、35%前後と多焦点希望の方が多く、現在までに約3600眼の治療を行いました。

秦　おお、すごいですね。当院では多焦点の比率は毎年全レンズの15～20%の範囲です。適応を拡大すると、不満症例を増やすことになり、患者さん側、医師側お互いに疲弊するので、私のなかでは良い比率だと考えています。

加藤　うちも20％くらいです。

大内　当院も一緒です。以前はお断りしていた、「白内障はほとんどないけれど老眼を治したい」という目的で手術を希望される方も、レンズの選択肢が増えたので、対応することもあります。

中村　藤本先生の35％以外は、ほとんどの先生が20％ですね。当院もそうです。希望者を全部多焦点にするともっと増えますが、秦先生が言われるように、ある程度適応を絞ることもこの手術には重要ですね。そうなるとこのくらいの比率になるのかと思っております。日本国内では多焦点は3％くらいと聞きますので、やっぱり我々のところには多焦点希望の患者さんが集まってくるのですね。

――では、次の話題ですが、読者の皆さんが最も関心があることだと思いますが、先生方は現在、どのタイプのレンズを推奨していますか？

秦　以前は自費レンズの比率が高かったのですが、選定療養で使えるレンズの幅も増えてきており、現在は選定療養の3焦点レンズが80％を占めています。そのなかでも、新素材になったパンオプティクスの比率が高くなってきています。

加藤　私も選定療養ではまずパンオプティクス、より近方重視にはシナジーを勧めています。また、軽度の眼疾患やレーシック眼、ハロー・グレアが気になる方にはビビティを勧めていますね。

大内　私もやはり3焦点のシナジー、パンオプティクスが多くなりますが、それは個々の患者さんのスタイルに合わせた結果、たまたまそうなっているだけで、これがベストという意味ではありません。意識・要求の高い人には、5焦点レンズのインテンシティもありますね。

秦　私もインテンシティは、遠くから近くまで安定した視力が得られており、多焦点のなかでは性能的には頭一つ抜けていると思います。

また、ビビティは従来、多焦点に不向きな人（高齢者、初期の緑内障患者）にも良い成績が得られており、乱視レンズが加われば今後、使用が増えると考えています。

藤本　私も皆さんと一緒で、最近は選定療養の3焦点、連続焦点が多いですが、自費の5焦点インテンシティもお勧めです。

中村　やはり皆さん、3焦点を基軸に決められているようですね。そして、自費診療では5焦点。そのなかでどれを選ぶかは、それぞれの先生の考え方によって多少違いますが、それほど偏ってはいないようです。

――では、次に移りますが、今後の多焦点の開発に期待することについて教えてください。

秦　近くより遠くのすべての明視域をカバーすることが理想ですが、残念ながら現在のテクノロジーでは難しく、未来の調節型レンズの発展に期待する一方、現在のテクノロジーの範囲では、明視域の広さにこだわらず、デメリットを少なくしたレンズの開発を期待しています。

加藤　眼内レンズが簡単に入れ替え可能になるといいですね。そして、少しマニアックになりますが、水晶体嚢のなかではなく外に固定する多焦点眼内レンズや、強膜内に固定または縫い付けて固定するレンズの開発を望みます。

大内　そうそう、それはとても興味深いですね。あと、近視が強すぎるなど、メーカーから用意されているレンズ度数の範囲では間に合わない患者さんがいらっしゃるのと、乱視矯正モデルのないレンズは、適応が狭くなってしまいやっぱり困りますね。

藤本　確かにそれが問題ですね。いずれにせよ、欠点であるグレア・ハローを減らしつつ、近見視力も確保するレンズの登場が、多くの術者の望みですね。

中村　さすがに患者様ファーストのご意見でした。とにかく理想は20歳くらいの若い方と遜色ない性能の人工水晶体ですが、そのようなものが開発される日は来るのでしょうか。

――では、最後の話題ですが、もし今ご自分が白内障になったとしたら、どのレンズを選びますか？

秦　少なからずメガネは必要にはなりますが、乱視用のレンズがラインナップされればデメリットの少ないビビティを選択します。

加藤　私はレンティスMPLUSとレンティスMPLUS Xのミックスアンドマッチです。

大内　おお、またまたマニアックですね。私は興味のあるレンズが今は多すぎて、絞りきれないです（笑）。少なくとも、両眼に同じレンズは入れません。眼が4つくらいあればいいのに。

藤本　私は最近老眼は出てきましたが、まだ視力がいいので、矯正視力が落ちたら3焦点か5焦点を希望します。

中村　やっぱりスゴ腕サージャンは自分の眼にもこだわりがありますね。我々が手術を受けるまでにはまだ時間がありそうですので、今後どんなレンズが開発されるかわくわくしますね。そして、誰に手術をしてもらうかですね（笑）。

今日は興味深いお話をありがとうございました。

第4章

手術後に屈折誤差が生じても改善できる！

知っておくべき合併症と術後のケア

術後は日常生活に注意が必要

患者さんは手術を受けるまでしばらくは不安そうですが、術後はホッとしたうえに切開創を縫っていませんので抜糸の必要がないせいか、手術を受けたことを軽く考えがちです。それに加えて見えるようになった喜びから、それまで不便に感じていたことを思い切りやろうと張り切るあまり、本を読んだりパソコンの画面を見る時間が長くなったり、無理をしてしまうことがあります。

しかし、術後は眼を保護するためにも、焦らずに医師から伝えられた注意事項を守ることが大切です。これが、その後の人生を見通しの良い状態で過ごせることにつながるからです。

それぞれのクリニックでは、術後の注意点をきちんと説明し、パンフレットも配布していると思いますが、つい忘れてしまいがちです。

どのような点に注意が必要なのかに多少の違いはあるものの、次に示したことがおおむね共通していますので、しっかり守っていただきたいと思います。

知っておきたい 術中・術後に起こり得る合併症と対処法

手術である以上、絶対ということはありません。白内障は加齢に伴う病気なだけに、眼の組織が弱くなっているなど患者さんの眼の状態によっては手術中、あるいは手術後に思わぬトラブルや合併症が起こることもあります。

そこで、起こる可能性のある合併症などを挙げておきましょう。特に、術後に「眼の調子がおかしい」と感じたときには、迷わず早い段階で主治医に相談することが重要です。

手術中に起こり得る合併症

水晶体の袋が破れる——破嚢

眼内レンズは、水晶体の中身を取り除いた袋（嚢）の中に入れて固定します。ですから水晶体の袋には、レンズをきちんと支えられるだけの強度が必要となります。裏を返せば、袋の強度が低いとレンズを支えられないということです。

実際に、加齢や強度の近視だけではなく、外傷や過去の眼の病気、体質（アトピーやアレルギー性結膜炎）などが原因で、袋が弱くなっているケースがあるのです。このような場合は、手術中に袋が破れてしまうという不測の事態に見舞われることがあります。これを「破嚢」といって、２００～３００人に１人の割合で起こっています。確率としては低いのですが、ゼロではありません。

破嚢が起こると、水晶体で隔てていた眼の前方部分（前房）と後方部分（硝子体と網膜）がつながってしまうことで、硝子体が前へと出てきます。そうなると硝子体が網膜を引っ張ってしまうため、網膜剥離を引き起こすことがあります。

そこで、硝子体の前半分を切除（前部硝子体切除）する、硝子体手術を行い外壁である強膜にレンズを固定する（強膜内固定術）など、状況に応じて適切な処置が取られます。その分、手術時間が通常の手術より長くなります。時には日を改めて手術を行う場合もあるなど、どのような処置を行うかは医師の技量や施設の設備状態によって違います。

また、肝心の眼内レンズも形状によっては固定が難しく入れられない場合があり、予定していた多焦点レンズの種類を変更したり、度数によっては、多焦点レンズから単焦点レンズに変更したりすることもあります。

チン小帯が弱く手術中にレンズが落下する――レンズの脱臼

水晶体の周りには360度ぐるりと無数のヒモ状の線維がついています。これがチン小帯で、この組織が毛様体という筋肉とつながることで水晶体の厚みを調節しています。

破嚢と同様に加齢やケガ、アトピーやアレルギーで目をよく擦る人は、チン小帯が弱くなり、手術で中心にレンズが固定されてもレンズを入れた袋を支えられずに、レンズが中心からズレてしまったり、最終的に眼の中へ落下したりすることがあります。これを「レンズの脱臼・落下」といいます。

手術中にチン小帯が弱く水晶体がぐらつく場合は、眼内レンズを入れる際に、袋を補強する効果のあるカプセルテンションリング（CTR）という器具を挿入したり、CTRを強膜に縫着したりする処置が行われます。

チン小帯の強さは術前に診察しただけでは分からないことがあり、手術で眼の中に器具を入れて初めて分かることもあります。広範囲にチン小帯が断裂していると眼内レンズを同時に挿入できない場合もあり、レンズ挿入の機会を改めたり、強膜内固定術など別の手術でレンズを眼内に入れたりすることもあります。同時に挿入できた場合でも、理想のかたちでの挿入が困難であれば、眼内レンズの種類を変更することもあります。ただ、この治療はどこの医療機関でも行っているわけではありません。難易度の高い手術になるため、行っていないクリニックもありますので、チン小帯が弱ってレンズが脱臼する恐れがあらかじめ分かった場合は、主治医と相談して治療できる医療機関で手術を行うようにします。

手術後に起こり得る合併症

細菌に感染する——眼内炎

白内障手術に限らず、どんな手術にもつきまとう問題に感染症という合併症があります。

これは、切開した創口から細菌が侵入し、炎症を起こすことをいいます。特に、眼は外界と直接接していますので、感染症のリスクも高くなりやすい器官といえます。

そこで、手術の3日前から患者さんには抗菌薬をさしていただき、手術の直前には消毒し、手術中も洗浄しながら行います。術後も当然、目薬をさすなど感染症対策には細心の注意を払っています。

それでも、なんらかの原因で細菌感染があり、術後に炎症を起こすことがあるのです。これを「眼内炎」といって、確率は0・02％と極めて低いですが可能性があるのは事実です。

通常は、患者さん自身に備わっている免疫機能が働いて抑えられますが、免疫力が低下していると菌の増殖を許してしまい、眼の充血や視力の低下といった症状が現れます。

眼内炎には、早発性と遅発性があります。早発性は術後24～48時間で起こり、菌の力が強くて増え方が早いために、治療が遅れると不可逆性の変化を起こします。時間との勝負になりますので、早く治療をしなければ失明する恐れがあります。

遅発性は術後1～2カ月とか、もっとあとになって起きます。こちらは弱い菌で、ゆっくり増殖する炎症ですから点眼や内服、点滴など薬による治療で様子を見ます。それでも改善しないときは、菌を洗い流すために硝子体手術を行います。

異物による眼内炎――TASS（Toxic Anterior Segment Syndrome）

ＴＡＳＳは手術時にレンズの付着物、薬物など何かしらの異物が眼の中に入ることへの過剰反応が原因で生じる眼内の炎症です。手術翌日から炎症が出ることが多く、消炎剤の点眼薬、内服薬の治療により改善することが多いです。ひとたびＴＡＳＳが起きると、原因を迅速に見つけることは難しく、手術中に使用された全ての薬剤や器具を分析し、手術室や滅菌プロトコルを完全に見直す必要があります。このようなことが起きないよう日頃から手術スタッフは洗浄、滅菌に及ぶ全ての工程を何重にもチェックを行い、手術に臨んでいます。

術後に思っていたようには視力が上がらないこともある

もともと白内障は老化現象でもありますので、眼の組織そのものが衰えてきています。ですからフィルムにあたる網膜の感度も落ちており、40〜50代で若い頃の半分くらいにまで感度が低下するといわれています。つまり、写真でいえば印画紙への焼き付けが薄くなるということです。

このようなことから、術前に精密な検査を行ってレンズの度数を決めても、網膜自体の感度が低下していることで、術後は患者さんが思っていたほどには視力が上がらないことがあります。これは自然なことですので限界といわざるを得ません。

これとは別に、白内障手術としては比較的若い50〜60代で受けても、術後の視力が上がらないケースがあります。この場合は「屈折誤差」によることが多いのです。

白内障手術を行う前には、角膜のカーブや屈折率などを計測してレンズを決めています。

このレンズで狙っているピントの位置の正確さは95〜97％と高いものですが、１００％ではありません。あくまで予測ですので、３〜５％程度は狙いからズレることもあり、これを屈折誤差といいます。

屈折誤差は、最近の精度の高い検査機器で測定しても、まだゼロにすることは困難です。特に進行した白内障や強度の屈折異常がある場合や、ＲＫ（放射状角膜切開術）、レーシック手術後などは、通常よりも誤差が生じやすくなります。

けれども、白内障手術は多くの場合で、一度に両眼を行うことはありません。日を空けて片眼ずつ手術を行うため、見え方にズレが生じたときにはそれを考慮して、もう片眼の眼内レンズの度数を補正して決めるなど、リカバリーは可能です。つまり、最初の手術で狙った度数に合わなくても、もう片方でしっかり狙いどおりの度数を入れれば、両眼で見たときにはほとんど不自由がないように修正できるということです。

また、角膜の状態が良好な場合は、後述しますがレーシックで誤差を直します。しかし、屈折誤差が大きい場合は、眼内レンズを取り替えるほうがメリットがあることもあります。

屈折誤差が直っていても、まだかすんで見えるという場合は、硝子体が濁っている状態（硝子体混濁）や水晶体の袋の後ろ側が濁っている状態（後嚢混濁）が原因の場合も多く見受けられます。このときには、後嚢レーザー治療や硝子体手術を行います。

コラム　硝子体手術とは？

硝子体が炎症や出血などで濁り、網膜にうまく光を届けられなくなったり、網膜に障害が起きたりした場合は、水晶体と同様に硝子体のゼリー状の中身を取り除く「硝子体手術」が行われます。

まず、麻酔をしたあと、眼球の白目部分に小さな孔を3カ所開けます。1つ目の孔は、手術中に眼球の形を保つために灌流液という液体を注入するもので、2つ目の孔は、眼内を見やすくするために照明を入れるものです。3つ目の孔は、硝子体を切除するカッターやレーザー治療を行うための機械を通すものです。

手術は、3つ目の孔から硝子体を切除し、代わりに取り除かれた硝子体の部分には1つ目の孔から灌流液を入れて置き換えます。それから、病気によって網膜に接着した膜を剥がしたり、網膜を引っ張っている硝子体を剥がしたり、網膜にレーザー光線

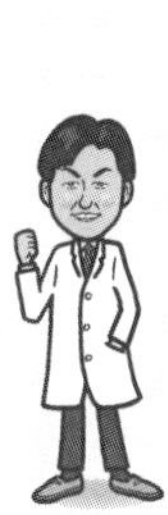

を直接当てて凝固したりといった処置を行います。病気の種類によっては液体ではなく、空気、ガス、シリコンオイルを眼内に入れる場合もあります。

コラム　意外な曲者「ドライアイ」

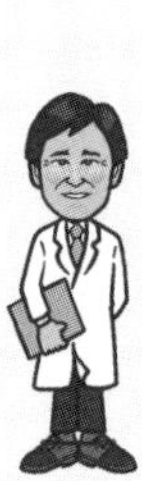

最近よく耳にする病名です。しかし、私が研修医の頃には習わなかった病気です。この疾患が提唱された当初も、「眼が乾くなんて、どうでもいいでしょ」との意見が眼科医の間では多数を占めていたものです。ところがその後、「痛い」「ゴロゴロする」「疲れる」など、さまざまな眼の不快感の犯人が、実はドライアイであることが多いという認識が広まり、このような症状が注目されるようになりました。それでも、視機能に関係する病気だとは、多くの眼科医が気づいていませんでした。

しかし、しばらく経ってから眼の乾き、特に黒目の表面である角膜を覆う涙のコンディションが、見え方にも影響してくることが分かってきたのです。

例えば、新鮮でおいしそうなお刺身でも、放置しておくとすぐに表面が乾いて白っぽくなったり曇ったりして、身の模様もはっきりしなくなります。角膜も同じで、涙でツルンと覆われて表面が平滑になっているほど、光をきれいに通して見えやすく、乾くと表面がでこぼこして見えにくくなり、不正乱視が生じます。このちょっとした水分量の違いが、特に多焦点眼内レンズを入れた眼では術後の見え方を左右するようになり、重要なことなのです。

多焦点眼内レンズの光の使い方は、とても繊細でデリケートです。ドライアイの管理をしっかりすることが、術後によく見えるようになる成功のカギともいわれています。この多焦点眼内レンズの登場が、ドライアイ治療の大切さを専門医以外にも広めるきっかけとなりました。

ドライアイ治療といっても、点眼薬や涙点プラグなどだけではなく、最近ではＩＰＬレーザーなど、さまざまな治療で進化を遂げています。

このように、一つの技術の発展が芋づる式にほかの知識や技術の進歩を引っ張ってくることも、医学の世界ではよくあることなのです。

術後に乱視が残ることもある

誰でも多少の乱視はあります。正常な眼でも角膜や水晶体が完璧な球体ということはなく、楕円形になっています。そのため、縦方向あるいは横方向に多少のゆがみが出るのはよくあります。そのゆがみが極度に出る場合は、メガネやコンタクトレンズなどによる矯正が必要になります。

白内障手術は、眼の中の手術ですから眼の組織を少なからず傷つけてしまいます。以前は6㎜ほどの切開創でしたが、現在は2㎜台で手術を行えるようになりました。切開創が小さいと回復が早いだけではなく、乱視が少なくなるというメリットもあります。

光は、密度の違うところを通過すると曲がるという性質があります。ですから角膜の表面で最も光が曲がります。そのため、白内障手術を行ってせっかく白内障が治っても、角膜の形がゆがんでしまったら視力低下につながります。

以前のように6㎜の切開創をつけていた時代は、糸で縫っていたので医師の力加減で糸が引きつれ、角膜の形をゆがめてしまうことがありました。これが乱視を引き起こす一因になっていたのです。しかし現在は、切開創が小さいので縫うことはありません。

乱視は、角膜乱視と水晶体乱視の足し算です。角膜と水晶体の両方に乱視がある場合は、白内障手術で水晶体を取り除けば、水晶体乱視は解消します。しかし、角膜乱視は残っているため、それが術後に出てくることがあるのです。

このようなケースは予測がつきますので、術前検査のデータを基に、初めから見越して乱視用の眼内レンズを使うことで解決できます。

経験を積んだ医師は、手術による乱視が出ないように切開創の位置の調整や、乱視が減るように手術しますが、経験の浅い医師は切開創が不安定なことがあり、乱視が増える場合もあります。

術後に乱視が出て患者さんの生活に不便が生じたときには、「角膜輪部減張切開術」という治療を行うことがあります（**図表11**）。この手術を行う機関は限られていますが、ダイヤモンドでできたメスを用いて、角膜の湾曲したところに2カ所ほど、約500ミクロンの切り込みを入れる方法です。そうすると、切った部分が少し緩むため、角膜のゆがみ

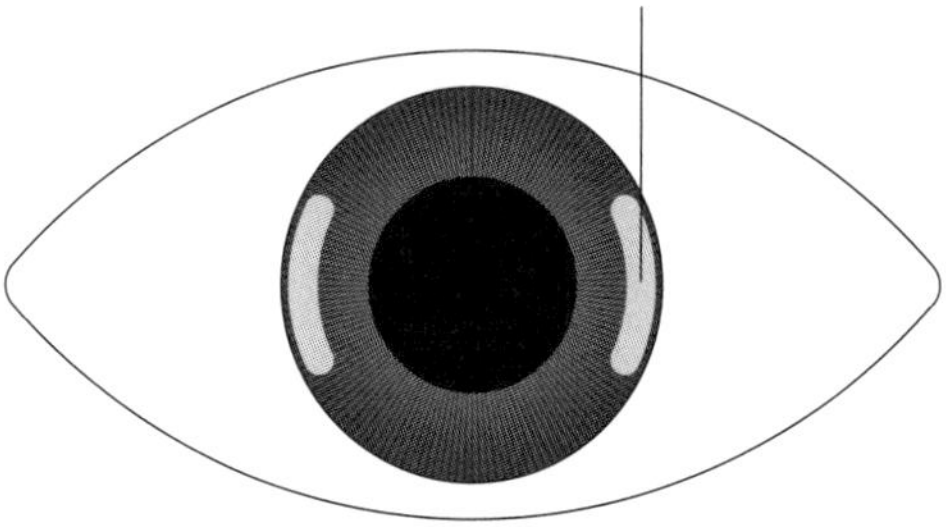

図表11　角膜輪部減張切開術のイラスト

が修正されるという仕組みです。また、角膜切開をメスの代わりにフェムトセカンドレーザーで行うこともできます。これで完全に乱視がなくなるわけではありませんが、半分以下にはなって見え方は格段に向上します。1ディオプター以下であれば、矯正する必要はないほどです。

白内障手術で乱視がどのくらい出るのかは、多くの要素が絡んでいますので一概にはいえません。切開創が小さいほうが当然、乱視は出にくくなります。しかし、それだけではなく、切開創への負担の少ない丁寧な手術を行っているかも影響してきます。

屈折誤差をレーシックで矯正して裸眼視力を上げる

人間の眼は機械ではありませんので、いくら精度の高い検査を行い、そのデータを基に正確な手術を行ったとしても、屈折誤差は出てしまいます。多少のズレ（わずかな近視、遠視、乱視）はメガネで調整できますが、多焦点眼内レンズを選ばれた患者さんの多くは、メガネをかけずに裸眼で見ることを強く希望するケースがほとんどです。そのため、わずかな屈折誤差でも受け入れられないことがあります。

この場合は、眼内レンズを取り替えるのも一つの方法です。しかし、再手術となると眼にかかる負担は大きいものとなり、合併症のリスクも高まります。

そこで選択肢の一つとして検討されるのがレーシック手術という方法です。レーシックとは、エキシマレーザーという近視・乱視の矯正用に開発された特殊なレーザーで、角膜を正確に削り、形状を変えることで屈折矯正を行う手術のことをいいます。非常に精度が高い手術で、近視や乱視で悩んでいる人たちの間で広く行われており、世界ではこれまでに5000万人以上の方がこの手術を受けたといわれています。30年の歴史を経て安全性も確認されています。

レーシックは、角膜にフラップというふたを作り、フラップを開けたあとにエキシマレーザーを角膜に照射し、その後フラップを戻します（図表12）。痛みはほとんどなく、手術時間も10分ほどで終わります。3時間後には、ほとんどの方がメガネやコンタクトレンズをしているのと同じくらいの良い視力に回復します。また、レーザーで削る部分は、角膜の中間層である角膜実質で、この部分は再生能力がないので、その効果は持続します。

レーシックは、もともと若い人たちの視力回復のために行われてきましたが、近年、白内障の手術後に起こる屈折誤差にも利用されるようになりました。これをタッチアップレーシックといいます。術後の検査で角膜の状態を検査し、屈折値を測定したうえで、視力の回復が期待できると判断したときにはレーシックも効果的です。

しかし、エキシマレーザーは非常に高額な機械ですので、どこにでもあるものではありません。日本国内に約100台しかありません。もし多焦点眼内レンズ手術を受けた施設

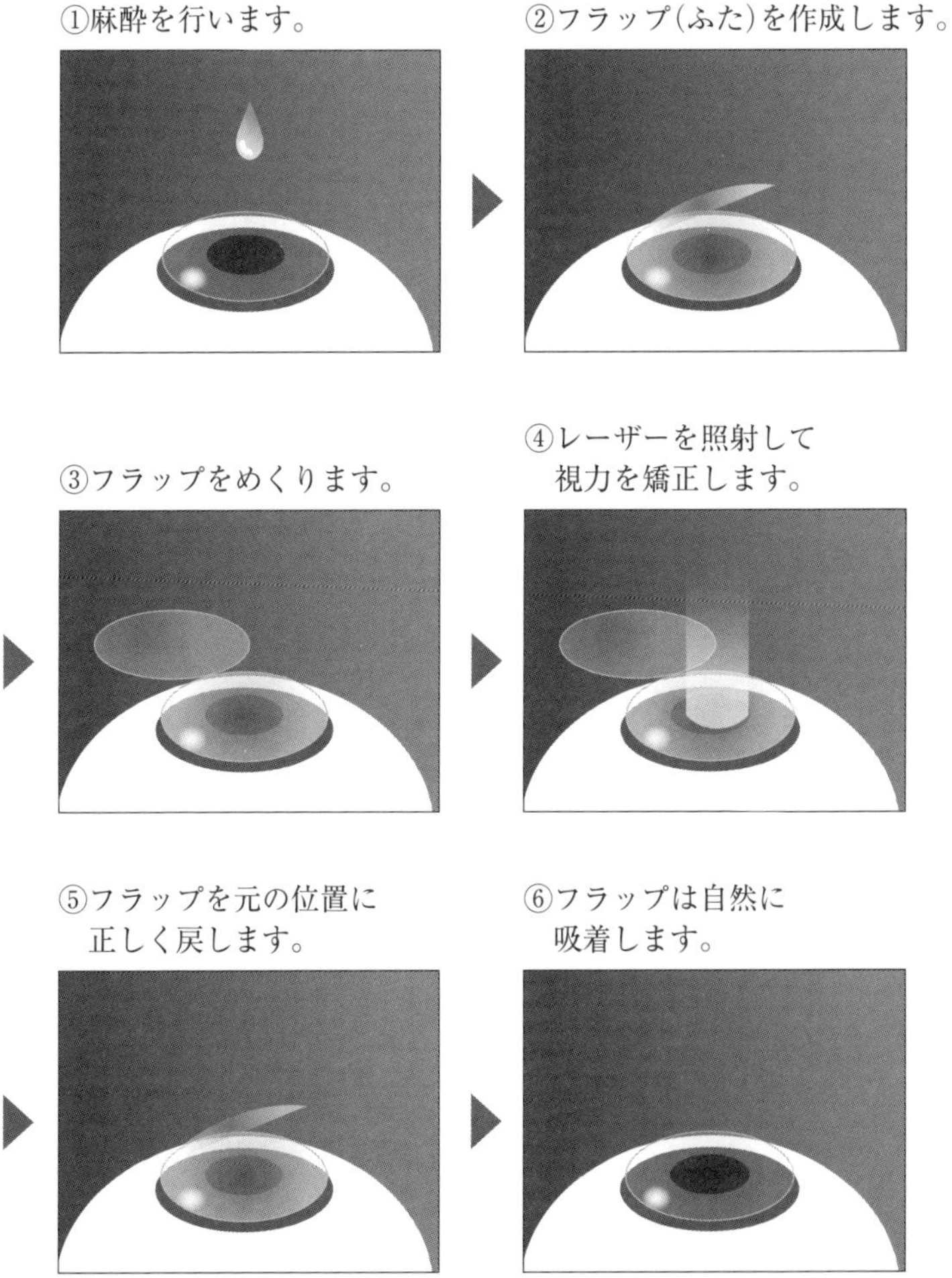
①麻酔を行います。
②フラップ(ふた)を作成します。
③フラップをめくります。
④レーザーを照射して
視力を矯正します。
⑤フラップを元の位置に
正しく戻します。
⑥フラップは自然に
吸着します。

図表12　レーシック手術の手順

になければ、レーシックを行っている施設を紹介してもらって手術を受けることができます。術後の通院はそれほど必要でなく、また、元の施設でフォローしてもらうこともできます。

Dr.中村のこだわり

術後は近視ゼロ・乱視ゼロが目標

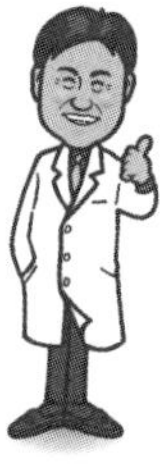

レーシックを開始して30年以上となりました。その間にレーシックは精度とともに安全性もますます高まり、今では完成された術式といえると思います。術後の視力も1・0は当たり前で、1・5や2・0まで視力が回復する方も多くいらっしゃいます。

さて、レーシックは、通常は近視や乱視によって視力が低下してしまった若い方の視力回復のために行われますが、白内障手術のあとに残ってしまった近視や乱視に対しても、とても正確に修正することができます。特に多焦点眼内レンズでは、術後にできる限り近視や乱視を残さないほうが、レンズの性能が発揮され、遠くも近くも期待どおりに見ることができますので、通常の単焦点眼内レンズに比べてタッチアップレーシックを希望される方が多くいらっしゃいます。

レーシックなど、屈折矯正手術に長年携わってきた私のこだわりとして、白内障手術後は最終的に「近視ゼロ・乱視ゼロ」を目標に、より良い視機能を目指していきたいと考えています。

あなたの思考で術後の見え方は変わる

私たちが物を見ているのは、眼と脳の共同作業による結果です。眼でとらえた情報は視神経を通じて大脳に送られ、そこで映像化されて初めて「見えた」ことになります。しかも、脳では複雑な画像処理をして、私たちに映像として見せています。

その一つに、両眼視機能があります。同じ物でも、右眼で見たときと左眼で見たときでは、見える角度が少しずつ違っています。また、片眼でも色は見分けられますが、奥行きや位置などは正確に見分けられません。実は、左右の眼で見ている微妙に異なる映像を、脳で合体させて一つの映像に修正しているのです。この機能のおかげで、私たちは立体感や遠近感のある映像を見ることができています。ですから両眼で見ることが重要というわけです。

また脳には、見えているのに見えていないことにする機能も備わっています。網膜には確かに光の情報を伝え、視神経から脳へと送られているはずなのに、脳のほうが無視しているのです。

例えば、ネット越しに野球の観戦をしているとき、最初はネットが気になって見えにくいと感じます。けれども夢中になって応援しているうちに、まるでネットがないかのように気にならなくなります。これは、脳の中で野球のほうに意識が集中しているからなのです。これを「中枢適応」といって、多焦点眼内レンズを入れた患者さんには、重要な機能なのです。

多焦点眼内レンズが入っている眼では、遠くと近くの両方に同時にピントが合っているという、これまでにない経験をしています。遠くの景色を見ていても、眼内レンズの遠方用部分を通ってきたピントの合っている映像と、近方用部分を通ってきたピントの合っていないぼやけた映像との両方が、眼に入ってきます。

これでは困ってしまいますので、多焦点眼内レンズが入っている患者さんの脳は、ぼやけたほうの映像を自動的に無視するように機能するというわけです。この機能が高齢になり鈍くなっていると、よく見えないという状態になることがあります。それでも、時間とともに脳が順応していきますので、気にならなくなります。

脳の順応からいうと、今まで見えづらかった景色が、手術によって急に見えるようになるので、脳が混乱していることも見えないことの原因として挙げられます。新しい視覚環境に順応するには個人差があり、翌日から感激するほど見える人もいれば、3カ月～半年くらいかかる人もいらっしゃるのです。

このような場合は、新しい見え方に慣れるまでトレーニングを行うと、数カ月後には視力が上がってくるという報告があります。さらに、多焦点眼内レンズを入れた早期はコントラストの感度が低下していたケースでも、6カ月経過すると単焦点眼内レンズと比べてもあまり差はないという報告もあります。

したがって、多焦点眼内レンズ手術を受けたあとに視力が出にくいケースでも、脳が順応することで良好な視力を得ることができるという報告が多数の論文でされていますが、逆に神経質な人は順応に時間がかかります。

なぜなら、物事を深刻にとらえて気にする性格の人は、ちょっとしたことにも敏感に反応し、身体機能にも影響するからです。気にするということは、そこに意識が向いているので、前述の無視する機能が働きにくくなるのです。

そうなると、脳の中での交通整理がうまくいかず、野球を見ているのにネットがずっと気になって試合に集中できないでいる状態と同様に、不満が出ることもあります。

諦めないで！　術後に眼内レンズを入れ替えたり、もう一枚入れたりすることができる

どこのクリニックでも、医師なら「白内障は1回の手術で治す」という思いで行っています。そのために精度の高い検査機器を駆使して術前検査に力を注ぎ、患者さんの話にも耳を傾けて希望を確認したうえで手術に臨んでいます。

それでも、「遠くが見えるはずだったのに近くが見える」とか、その逆のケースがあるなど、度数のズレが起こることがあります。

度数のズレが起こっても、通常はメガネをかければ解決することです。けれども、裸眼

で見ることにこだわっている患者さんに対しては、先に述べたレーシックを行うこともありますし、眼内レンズを入れ替えるという選択肢もあり得ます。

患者さんの多くは、「1度レンズを入れてしまうと入れ替えることができない」と思っているようです。しかし、眼内レンズを入れ替えることは、難易度は上がりますが技術的には可能なのです。

ただ、わずか数㎜とはいえ何度も角膜に傷をつけるのは好ましいことではありません。また、合併症を起こすリスクも高めてしまいます。

眼内レンズは、手術の際に小さく折りたたんで水晶体の袋に挿入します。すると、水晶体の袋の中でレンズが広がって固定される仕組みです。そのため、レンズを入れ替えるには、広がって入っているレンズを小さく切って少しずつ取り出すのですが眼にかかる負担も大きくなるだけではなく、手術の難易度も高くなるのです。

それも、手術から1～2カ月程度までであれば比較的レンズの入れ替えも容易なのですが、半年以上経ってからの再手術は患者さんの眼の状態やレンズの固定の状態によってはデメリットのほうが大きくなります。

なぜなら、レンズが水晶体の袋の中で癒着しているからです。通常は、癒着によって眼内レンズがいっそう固定されて安定するわけですが、取り外すとなると癒着部分をむりやり剥がすようになりますので、周囲の組織を傷めてしまう恐れがあります。ですから手術の難易度が上がってくるのです。

このような理由から、眼内レンズの入れ替えを敬遠する医師も少なくありません。これが患者さんからすると、「1度レンズを入れたら替えることはできない」と思ってしまう要因になっているのかもしれません。

そこで、新たな選択肢として登場したのが、「アドオンレンズ」です。アドオンとは、もう1枚レンズを重ねるもので、ピギーバック（おんぶする）とも呼ばれています。

すでに入っているレンズを取り除かずに現状のまま、アドオン専用の薄いレンズを重ねることで、前のレンズを利用してアドオンレンズで度数の調整をする仕組みです（図表13）。

例えば、前に単焦点眼内レンズを入れていて、多焦点眼内レンズにしたい場合、レンズを入れ替えるのではなく、もう一枚多焦点のアドオンレンズを重ねます。逆に、多焦点眼内レンズを入れていて、思いどおりにピントが合わない場合は単焦点のアドオンレンズを重ねて調整します。

この方法であれば、眼内レンズを入れ替えるよりも患者さんの眼にかかる負担を抑える

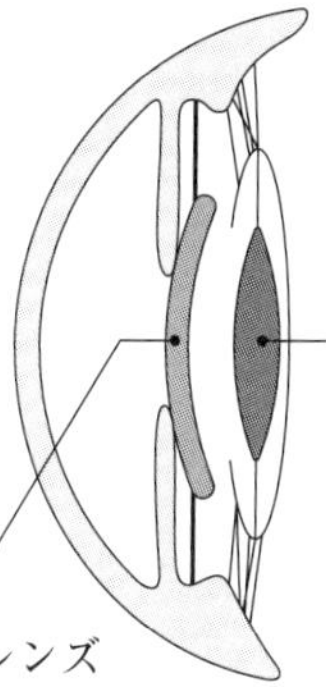

図表13　アドオンレンズのイラスト

ことができ、また見え方の改善も図れます。

実際に使用している患者さんは、まだそれほど多くはありません。しかし、白内障手術から時間が経っていてレンズの入れ替えが難しい人にとっては、選択肢として検討するのも一つの方法かと思われます。

ただし、日本では未承認のレンズで保険適用ではありませんので、患者さんの全額負担となります。

水晶体の袋の後ろ側が濁ってしまう
――後発白内障とその治療

白内障手術後は、ほとんどの患者さんが眼の機能を回復しています。しかし、しばらく経ってから再び眼がかすむ、見えにくいと感じることがあります。この症状が見られた場合は、「後発白内障」の可能性があります。後発白内障というと、言葉の響きから一般には白内障が再発したと思われがちですが、別物であって再発ではありません。

手術の際、わずかに残った水晶体上皮細胞が術後に少しずつ増殖し、袋の後ろ側に回って濁りを発生させることがあり、これが後発白内障で、白内障手術では最も頻度の高い術後の合併症です。術後5年以内に、約20％の患者さんが後発白内障を発症しています。

そうはいっても、もともと自分の細胞ですから悪いものではありません。しかし、透明なビニール袋でも何枚か重ねれば透明でなくなるように、厚みが出てくると濁りが生じて視力低下を招きます。濁りの程度が軽く、日常生活に支障をきたしていなければ治療の必要はありません。

しかし、多焦点眼内レンズを入れている場合は性能が高いぶん、ちょっと濁っただけでも視力に影響してきます。濁りによって不便さを感じるときには治療が必要となります。

後発白内障の治療は、ＹＡＧレーザーという種類のレーザーを水晶体の袋の後ろに照射し、窓を開けることで、外来で数分で簡単に濁りを取り除くことができます。

ＹＡＧレーザーが登場する前は、手術をするしか方法はありませんでした。再び眼の中を触るため、感染症やレンズのズレなどのリスクを伴う治療となりました。それが現在は、レーザーによって眼に触れることなく無菌状態で治療を行えるのは、大きなメリットといえます。

しかし、レーザーのあとにまれに水晶体の後ろにある硝子体が、レーザーで破かれた袋の破片や眼内の炎症で濁るケースも見られます。そういう場合は、術後に飛蚊症が出てきたり、術前より増加したと感じたりすることがあります。多くは１週間～１カ月くらいで少なくなったり消失したりします。

コラム 手術後の飛蚊症

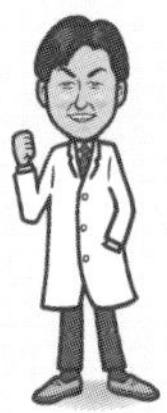

白い壁や青空を見ているとき、実際にはないのにゴミや虫が飛んでいるように見えることがあり、この症状を「飛蚊症」といいます。暗いところでは気になりませんが、明るい場所では視界に入り、視線を動かしても一緒に移動してくるように感じ、眼を擦っても消えないので気になります。文字どおり眼の前を蚊が飛んでいる状態です。

これは、硝子体の中のゼリー状の組織が変質して濁ることで、濁りが影となって網膜に映り込んで見えるからです。ほとんどは加齢などの生理的変化によるものですから心配はいりません。しかし、時には網膜剥離など重篤な病気の前触れとして現れることがありますので、注意はしなければなりません。

加齢による飛蚊症のケースでは、白内障手術を受けたあとに症状を訴えることがよくあります。

多焦点眼内レンズ手術を受けた患者さんは、術後に大多数がとても満足して感謝の言葉を述べてくださいますが、ある一定数の患者さんは、術後まもなくから数カ月間で「飛蚊症が増えた、もやっとして見えづらい」というのです。この症状は、手術によって白内障が治り、なんでもよく見えるようになったがゆえに、もともと生じていた硝子体の濁りが気になったり、白内障手術に伴って年齢的に生じる後部硝子体剝離が促進されて起こったりすることなのです。要するに、白内障で水晶体が濁っていたために硝子体の濁りが隠れていて、水晶体の濁りが取れたことで、それが表面化したというわけです。このことを患者さんにはよく説明して理解していただきます。

多くの患者さんは時間の経過とともに気にならなくなるものですが、数カ月経過を観察し見え方に影響する場合は、この濁りも外科的に取り除くこと（硝子体手術）を提案しています。

手術をすると、患者さんの症状は劇的に改善することは明らかです。そこで、せっかくきれいに手術された多焦点眼内レンズを、よく見えないからと安易に単焦点眼内レンズに入れ替える前に、まず眼球全体をよく観察し、患者さんには術後の治療についても提案するようにしています。

術後、もやっとして見える状態は、硝子体手術で改善できる例はかなり多いというのが、私の実感です。

異常な光が見える——Dysphotopsia《ディスフォトプシア》（術後の異常光視症）

白内障手術が終了した翌日に、患者さんから話をうかがうと「よく見えるようになった」と多くの場合は喜んでいただけます。

しかし、なかには「まぶしい」「光線が見える」「視野が狭くなったような感じがする」「視野の周辺に三日月のような光が見える」といった症状を訴える患者さんがいるのです。

これらの症状はDysphotopsia（白内障手術後の異常光視症）と呼ばれるもので、2000年頃に初めて報告された事例ですが、原因ははっきり分かっていません。

ただ、眼内レンズは水晶体より薄いため、瞳をつくる虹彩との間に隙間が生じ、そこに横から光が入ることでさまざまな症状を引き起こしていると考えられています。

これらの症状は、数日から数週間でなくなることがほとんどですが、まれに不快な光視症が長期間続くこともあります。このようなときには、瞳孔の大きさを調整する点眼薬を処方することで症状は軽快することもあります。

それでも症状が治まらず、手術から半年以上経過してもつらいときには、外科的な手技をとる場合もあります。

しかし、いちばんの治療法は、医師が患者さんの話に耳を傾けることだと思います。眼内レンズは人の眼ではなく人工物ですから、その特性や限界を丁寧に説明する義務が医師にはあります。異常光視症は「患者さんの眼がおかしいのではなく、眼内レンズの一つの特徴です。時間とともに軽快することが多いのですよ」と説明すると、安心するケースがほとんどなのです。患者さんが納得して安心すると、実際に不快であれほど気にしていた症状が見られなくなったり、軽減したりしていきます。

眼はデリケートな器官で、心因性視覚障害といって精神的なストレスで見えにくくなることがあるのです。これは子どもによく見られる症状ではありますが、大人でも不安や心配事を抱えていると眼に影響が出てきます。それが手術の直後であれば、なおさらです。

このようなことを防ぐうえでも、患者さんと医師との信頼関係が大事なのです。

夜間に光がまぶしいと感じることがある

眼内レンズを入れたあと、夜間に車のヘッドライトや信号、照明などの光の周りに輪が見えたり、まぶしく感じたりすることがあります。

白内障手術後に起こりやすい症状として知られており、「ハロー・グレア現象」と呼ばれています。主に複数にピントを合わせる多焦点眼内レンズを使用したときに見られる症状です。

なぜこのような現象が起こるのかというと、レンズの構造上、光の焦点を複数の場所に分散させることで、乱反射が起こりやすくなるからです。多焦点眼内レンズは裸眼でクリアに見える範囲が広がる点は優れていますが、こうした症状が起こる可能性があるのです。

しかし、通常は時間とともに慣れてきて気にならなくなるなど、症状は軽快していきます。また、瞳孔の大きい人に起こりやすいため、瞳孔を少し小さくする作用のある縮瞳剤を使用して瞳の大きさをコントロールすることで症状は改善されます。

ハロー・グレア現象は、先に説明した野球観戦のときに見られるネットと同様です。気になると、いつまでも見えてうっとうしく感じますが、ほかのことに集中していると気にならなくなります。ですから、しばらく様子を見ることも必要かと思われます。

それでも症状がいつまでも続いたり、日常生活に不都合が多いと感じたりしたときには、レンズを入れ替えるなど、ほかの方法を検討しなければなりません。

最近は、眼内レンズのメーカーもこの症状に対して研究を続けており、波面制御型EDOFの眼内レンズが比較的ハロー、グレアが出にくいなど、工夫がなされた多焦点眼内レンズも登場しています。

コラム 瞳孔径（瞳の大きさ）は意外に大切

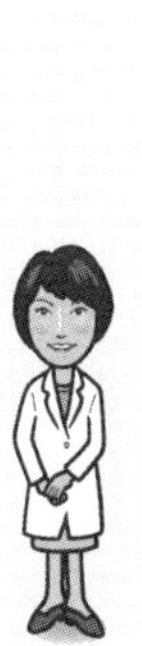

瞳孔の大きさは、人によってさまざまです。通常、近視の人は大きく、遠視の人は小さい傾向にあります。瞳孔反応にはいろいろあり、対光反射（暗い場所では拡大し、光が当たると瞳が縮む）はまぶしくないようにしていますし、輻輳《ふくそう》反射（近くを見ると瞳が縮む）には近くにピントを合わせる機能があります。

白内障手術の一般検査では、瞳孔径の計測は行いません。しかし、レーシックなどの屈折矯正手術や多焦点眼内レンズなどプレミアムなレンズを入れる場合は、瞳孔の大きさによって、光のにじみ（収差）が増えたり、近くの視力が出にくかったりすることがありますので、手術前に瞳孔径を確認します。その方法は、瞳孔径計測器や角膜形状解析装置、両眼開放レフラクトメーターなどで測定できます。

白内障手術後は水晶体が除去されるため、瞳孔径は術前よりも10％ほど小さくなります。術後、近くを見るときの瞳孔径が、回折型レンズでは2㎜以上、屈折型や分節型レンズでは3㎜以上になると、近くの視力が出やすくなります。

そのため私は、術前に近くを見るときの瞳孔径が大きい人（3・5㎜以上）には屈折型や分節型のレンズをお勧めし、小さい人（2㎜以下）には瞳孔形成（手術中に小さなハサミで切開して拡げたり、手術後にレーザーで拡げたり）を行って多焦点眼内レンズの機能（近くも遠くも見える）が出るように調整（裏技！）しています。その点、EDOFレンズや3焦点レンズは、瞳孔径にかかわらず視力が出やすい傾向にあります。

手術後、まぶしさ（ハローやグレア）が強い場合は、瞳を縮める点眼薬を車の運転前などにさすと、夜間でもまぶしさを減らすことは可能です。

ハロー、グレアが気になる人は、多焦点眼内レンズ手術を受ける前に「私の瞳孔径はどれくらいですか？」と、主治医に確認してみましょう。

Q RKやレーシックを受けていても多焦点眼内レンズを入れられる？

過去にRKやレーシックを受けた人は、裸眼で見たいという願望が強く、多焦点眼内レンズを希望するケースが多く見られます。

A

RKとは、角膜を放射状に切ってカーブを平らにする手術のことで、「放射状角膜切開術」といいます。これによって屈折力が減るため近視は治ります。しかし、手術の際に切開した傷口が瞳の真ん中にきていると、不正乱視が出ることが多く、白内障手術後にハローやグレアが強く出ます。この場合は、多焦点眼内レンズをお勧めできないことが多いですが、不正乱視が少ない場合は、IC－8という特殊なピンホールデザインのついた眼内レンズを入れるケースもあります。個人差がありますので、主治医とよく相談してください。

レーシックの場合は、最近のエキシマレーザーは性能が良いので手術の切開創が瞳の中央にはありません。けれども過去のエキシマレーザーでは真ん中に当たらず、端っこに当たるなど中央からズレていることがあります。この場合は、やはり不正乱視やひずみ（収差）があり、多焦点眼内レンズを入れるとハローやグレアが出やすくなります。また、正確に度数が測定できませんので、眼内レンズの度数ズレが起きやすくなります。

そこで、術後に良い視力が出にくく、角膜の厚みが十分にある場合は、多焦点眼内レンズを入れたあと、再度エキシマレーザーを中央に当てて角膜のひずみを微調整して視力を上げることがあります。さらに、大きく度数がズレた場合は、アドオンレンズを入れて矯正するのも方法の一つです。

コラム　両親の白内障手術

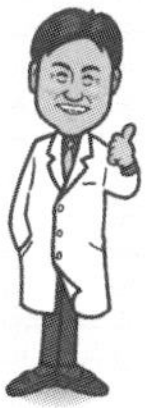

先日、父が他界しました（2023年）。97歳で、大往生でした。母は3年前にひと足先に亡くなっており、91歳でした。二人とも、90歳近くまで、幼稚園園長として現役で働いておりました。
さて、父は2008年に、母は2009年に私が白内障手術をしました。父は単焦点、母には多焦点（2焦点）眼内レンズを使用しました。二人ともよく見えるようになり、その後快適に過ごしておりました。母はメガネなしで運転をし、読書もしてい

ました。父は、メガネをかけることを苦にしていなかったので、術後は遠近両用のメガネを使用していました。

ところが、2、3年くらい前から父はメガネなしで遠くも近くも見えると言うようになりました。たしかに遠くから私が来るのを認識して手を振ってくれていましたし、辞書で単語を調べては細かい文字で書き記していました。

「なんで見えるようになったのかなあ?」と問われるたび、「どうしてだろうねえ」と答えていました。瞳孔による偽調節なのか、結局その謎が解けないまま、天国へ旅立っていきました。

第5章

白内障手術を受けて人生を謳歌している患者さんたち

白内障手術を受けた患者さんたちの体験談

いまや多くの人が多焦点眼内レンズなどの白内障手術を受けてクリアな視界を取り戻しています。見えるようになったことで生活がより豊かになり、それぞれが自分らしく人生を楽しんでいます。持病があっても前向きに白内障の手術を受け、生活の質を高めている方も多くおられます。

そこで、これから白内障手術を受ける予定の方、また手術に不安があって先延ばしにしている方々に向けて、手術を経験された方々に体験談を語っていただきましたので紹介します。

体験談

白内障・多焦点レンズ手術について

ファッションデザイナー　コシノヒロコさん

少しずつ気づかないうちに私の白内障は進行していて、見えにくいことが日常になり、自分でも意識しないまま白内障独特の視覚世界で過ごしていました。

ところがある時から急に、ゴルフでグリーンに出ても打ったボールが見えなくなり、歌舞伎の舞台で役者さんの顔の見分けがつかなくなっていました。

そして、親しくしているアート引越センターの寺田千代乃さんやダイキン工業会長夫人の井上万里子さん、オムロンの故立石義雄名誉顧問夫人の立石会美子さんからご紹介いただいて、診察を受けることになりました。そして、あっさりと「白内障です。手術をしましょう」と勧められました。

私のことを非常に強くて勝気な人間だと思っている方が多いのですが、実はものすごく怖がりなのです。

眼の手術と聞いて、ぶるぶると震えました。完全に逃げの姿勢の私に、優しく眼と視力の仕組みや、難しい手術ではないこと、忙しくても仕事の合間に短時間で済むことをご説明くださり、瞳の大きさや乱視をチェックして遠方も近方も見える多焦点レンズを選んでくださいました。詳しい説明を聞き、この先生にならお任せしようと、手術を受ける決意をしたのです。

手術当日、恐怖に震える私を見て、先生がぬいぐるみを持たせてくださいました。ぬいぐるみを抱きしめていると、恐怖心が和らぐと説明され、これは非常に効果的でした。

手術そのものは、拍子抜けするほど短時間で終わりました。翌日には世界が一変し、鮮やかで不自由ない日々になりました。

まず、色の見え方がびっくりするほど違いました。職業柄、一般の方よりも色調の感じ方が敏感だとは思いますが、もう明らかに全然違うのです。これまで何年も本来とは違う色彩の世界に生きていたのだろうかと、ショックを受けました。

ゴルフ場に行っては白球を目で追うことのできる幸せを感じ、歌舞伎の役者さんたちの顔を見分けられる楽しみ、着物の柄や色を観察できる喜びを取り戻すことができたのです。

五感のなかでも、視覚の影響はとても大きいと思います。

実はもともと、左右の視力に差があったため、少し術後に左右差がありますが、両方の眼を使ってトータルで見ると、近くも遠くもとてもよく見えます。以前は老眼鏡をかけていた長唄三味線の演奏にもメガネは不要になりました。

あの時、勇気を出して手術を受けて良かったです。80歳代で現役でお仕事もでき、たくさんの幸せを取り戻せ、先生に心から感謝しています。

体験談　多焦点眼内レンズの手術を受けて

アート引越センター株式会社　代表取締役会長　寺田寿男さん

徐々に視力低下を感じていて、ホームドクターに相談したところ「この眼科が良いですよ」と勧められて受診しました。

初めて見る検査機器で丁寧に検査をしてもらい、詳しい説明を聞きました。もともと近視、乱視、老眼があり、ずっとメガネをかけていたのですが「白内障手術で全部治せますよ。寺田さんにぴったりな多焦点レンズがあります」との説明がありました。最初は「本当かな」と思ったものの、最終的には先生を信頼して67歳のときに手術を受けました。痛みもなくあっという間に済みました。

手術後、今までの曇った見え方が全部きれいになくなり、鮮やかにはっきりと見えたときは、正直なところ驚きました。医療技術の進歩を実感し、ちょうど古いガラパゴス携帯から最新のスマートフォンに替えた感じです。

手術後3カ月までは、夜の車の運転時に光がギラギラ見えましたが、事前に説明されていたことなので気にせずにいたところ、半年以降はなくなって、近くから遠くまでメガネなしでよく見えますし、車の運転もゴルフも何を見るのも快適です。

多くの知り合いにも「良い治療があるよ」と勧めました。なかには、こういうレンズが合わない人もいるみたいですが、僕みたいに満足している人も身近に何人もいます。信頼できる眼科の先生とよく相談して治してもらうとよいですね。

体験談　縁がつないだ先にあった多焦点眼内レンズ手術

ダイキン工業株式会社　代表取締役社長 兼 CEO　十河政則さん

「人との出会いがあって、今の自分がある」常々そう思っていますが、これも誠にうれしいご縁でした。尊敬する経営者に紹介されて受診し、多焦点眼内レンズ手術を受けてビジネスもライフも、順調かつ楽しく過ごせていることに感謝する日々です。

アート引越センター名誉会長、アートホールディングス取締役社長の寺田千代乃さんは、常にお客さまのお役に立つことを追い求めて実現されてきた女性起業家です。私が資料を読みづらそうにしかめ面をしていたので「この手術で名高い先生」に、引き合わせてくださいました。

強度近視でメガネなしでは生活できず、朝起きた時につまずくなど、不便極まりない生活でしたが、なにしろ、大学病院並みの最先端の検査装置と手術機械がそろい、親切で丁寧なスタッフがいて、そしてなによりゴッドハンドの先生。

日帰り手術後（当時66歳）、アッという間に世の中が一変しました。光り輝くすばらしい景色、美しい星空が裸眼で見えたこと、心から感動したその瞬間は、今でも鮮明に覚えています。

よく見えるお陰で、仕事能率・アクティビティーも倍増し、感謝しています。

体験談　多焦点レンズ手術を受けて

松下電工株式会社（現パナソニック株式会社）　元代表取締役社長・会長　今井清輔さん

元来、近視と乱視があり、遠近両用メガネをかけていました。飛蚊症が出てきたり、株式欄が前より見えにくくなったりと感じたので、知り合いの眼科を受診しました。「矯正視力が少し低下しています。白内障ですね。今は白内障で老眼も治る治療がありますよ」と説明され、まず視力の悪い左眼から手術を受けたら、手術していないほうは白い紙がセピア色でかすんでいるのに、手術を受けたほうの眼では純白に見え、驚きました。車に乗ると、LEDディスプレイの緑と青の違いが分かるし、テレビの色が鮮やかになるし、2カ月後に右眼を受けて両眼の手術を終え、メガネなしで遠くは1・2、近くも1・0になり、まったく不自由がなくなりました。夜、信号機の色が少し下ににじむときはありますが、事前に聞いていたので問題ありません。趣味で渓流釣りをするのですが、水の中の魚がはっきり見えるので、わくわくします。

人生100年といわれる時代、新しいテクノロジーを使った手術で、はっきり鮮やかに見える世界を手に入れ、第二の人生を快適に過ごしています。まだ見えているからと手術を後回しにするより、ご不便を感じたら、セピア色の世界を純白の世界に変えるチャンスだと思いますね。

体験談　もっと早く手術したらよかった

吉本興業　お笑いタレント　村上ショージさん

少しずつ見えにくいと思っていたけれど、まだ不便ではなかったので数カ月放置していたら、徐々に文字が見えにくくなり、遠くもはっきりしなくなり、知り合いの医師に紹介されて予約しました。たくさんの検査が終わり、スゴ腕といわれている先生に診察してもらい、「ほかに病気はありません。白内障ですね。元々左右差がある状態ですので、片方を遠く、もう片方を近くに合わせる眼内レンズを入れると遠近ともに不自由なくよく見えますよ」と笑顔で言われて、その日に手術を予約しました。

手術日は少し緊張したけど、痛くもなんともなく終わり、翌日からはっきり見えて感動しました。もう片方も終わって、説明どおり遠くも近くもばっちり見えています。もっと早く先生と知り合って手術したらよかったと思っています。僕の知り合いにもたくさん勧めています。見えていなかったものが見える、人生以外ハッキリ見えています（笑）。

体験談　空がこんなに青かったんだ！

国立病院機構大阪南医療センター　統括診療部長　橋本 淳さん

私は整形外科医で、長年たくさんの人工関節手術や治療をしています。

私の眼は、近視（16歳から）、老眼（45歳頃から）、白内障（53歳頃から）、網膜剥離（55歳）、正常眼圧緑内障（55歳頃から）といろんな変化があり、白内障とともに近視が強くなり、何度もメガネを作り替えましたが、いよいよ日常生活が不便になりました。

白内障が治るなら単焦点でよいと思ったのですが、手術直前に「緑内障の視野欠損はとても軽度でコントロールも良いので、多焦点レンズの適応があり、お仕事上でも便利ですよ」と先生から助言され、受け入れました。車の運転時にまぶしさが少ないといわれるＥＤＯＦレンズを片方に入れ、もう一方は屈折型の多焦点レンズを勧めてもらいました。視能訓練士から「片方に約40㎝ともう一方に70㎝に焦点が合って、かつ1m以上先はずーっと見えるレンズを選択しています」と説明がありました。

術後、いちばん感激したのは、「空がこんなに青かったんだ！」ということです。世界も心も明るく前向きになり感謝しています。もう一点は、メガネからの解放です。裸眼で、40㎝、70㎝、数m先までと、すべてはっきりと1・0くらいの視力で見えるので、メガネはおしゃれやサングラスとして使っています。手術2カ月後の夏休み、家族旅行で行った久米島でスキューバダイビングをした時は「海の世界や生命はこんなにきらめいていたんだ！」と感動して涙が出そうでした。

仕事ではメガネなしで診察し、レントゲン写真も見え、オペも感染保護メガネだけで裸眼でできます。信頼している先生からのアドバイスで手術を受けてよかったです。

体験談

想像していたより自然な見え方

T・Oさん　60代・眼科手術医

数年前より右眼が見づらく、近視化が進んでいたので、核性白内障のためかと思いつつも放置していましたが、雨の夕方に車の運転中、危うく歩行者にぶつかりそうになってしまい、白内障手術を受ける決心をしました。自院の副院長に診てもらったら左眼にも白内障があったため、両眼同時に手術を受けました。私はあまりメガネをかけたくなかったので、患者さんにもよく使う多焦点眼内レンズ、パンオプティクスを選択しました。パンオプティクスは焦点が3つあり、網膜に複数の像が同時に作られるのでどのような見え方なのか、実は少し不安がありました。術後1日経つと徐々によく見えてきて、想像していたよりも自然な見え方でした。

私生活では、ゴルフのスコアカードも問題なく書けますし、ショートホールのボールの落下点までよく見えます。近くの見え方は、レストランの薄暗い所ではワインのエチケット（ラベル）の小さな文字は見づらいですが、明るい所では不自由なく見ることができます。遠くはとてもよく見えますが、やや白っぽい印象とまぶしさがあり、夜間はハローが少し気になる、といったところでしょうか。

日常の診療では、暗い所の細かい操作は少し不便を感じます。白内障手術を行うとき、視界に同心円状の光が映ったり、わずかにハローが見えたりすることがありますが、手術に支障はきたしません。術者にとっては立体視も重要ですが、明視下においては、単焦点眼内レンズと比べて立体視は遜色はありませんでした。

私の実体験としては、多焦点眼内レンズは、ピントがぴったりと合う範囲がやや狭く感じることや、白っぽく見えること、眼精疲労などの負の側面もありますが、メガネなしで生活を送ることができます。ただ、100人に1人くらい視力が出にくく、入れ替えが必要になることもあるようですので、その可能性やリスクも考慮してレンズを選ぶのがよいと思います。

体験談

多焦点眼内レンズ手術が自身のアンチエイジングにつながった

茨城県眼科手術医　高田眞智子さん

私は眼科の開業医として、主に白内障手術を専門に行っています。50代にして白内障手術を受けることになり、ちょうど1年前に多焦点白内障手術を受けました。自身も多焦点手術を多数実施し、患者さんの術後経過を診察するので、多焦点レンズの有用性には精通しています。しかし、手術前は術者として多焦点手術が適しているのかどうか、恥ずかしながらほかの患者さん以上に悩みました。

術後1年経ったいまでは、術前の悩みは杞憂に終わり、ほぼメガネを使わずに仕事やプライベートを快適に過ごしています。従来遠くがよく見え近くは老眼鏡を使っていたので、老眼鏡から解放された恩恵の大きさには驚いています。老眼鏡からの解放は、単に生活が便利になるだけでなく、生きる意欲や自信、希望、若々しさを取り戻すことにつながり、一種のアンチエイジングだと実感しています。

術者と患者の両方の立場を経験した私自身は、今後よりいっそう多焦点手術の普及とその精度向上に尽力する所存です。

中高年の方々が良い視力を取り戻し、幸せになることは、個人の生活の利便性向上だけでなく、少子高齢化が進むなかで社会全体の活性化につながり、結果的に若い世代の負担軽減にも寄与すると考えています。

手術前に不安な気持ちでこの本を手に取られている方もいるかもしれません。しかし、ご自分のライフスタイルに合った多焦点レンズがあれば、それは良い選択だと思いますよ！

主治医に自分の望む見え方をよく相談して、白内障手術を受けることをお勧めします。手術後、明るい未来を迎えられるよう、手術がその一助となることをお祈り申し上げます。

体験談

手術後生まれ変わったように集中力が高まり、やる気、元気が出てきた

S・Aさん　50代・女性

手術と聞くだけで不安や怖さがあり、「もしも見えなくなったらどうしよう」などと考えてしまって、心の準備に少し時間がかかりました。

でも、先生やスタッフの皆さんが優しく、また手術前に見たビデオも分かりやすかったので、次第に気持ちも落ち着いて心の準備ができました。

手術後は友人と話していても、アイコンタクトが取れて、意思の疎通も図れるようになりました。

自分でも驚いていますが、生まれ変わったように集中力が高まり、やる気、元気が出てきたから不思議です。残りの人生を素敵に過ごせるようになったことに感謝しています。

体験談

よく見えるようになって部屋の掃除もすみずみまできれいにできた

T・Yさん　60代・女性

手術前に丁寧に検査をして、相談しやすい雰囲気の診察室でじっくり相談に乗ってくれ、分かりやすいビデオ説明を見ているうちに、だんだんと手術の不安が消えていきました。

見えづらい状態が長く続いていましたが、手術後にはっきり見えた時は「こんなにもラクに良くなるのか」と改めて思いました。

また、自分では家事をしっかりやっていたつもりでしたが、掃除ではゴミが残っていたり、洗濯では汚れが落ちていないところを見落としたりしていたようです。見えるようになると汚れが気になり、部屋のすみずみまできれいに掃除をし、洗濯物のシミもチェックでき、昔のように念入りに家事ができるようになりました。

また、人の表情もよく分かるので、それまで見過ごしていた、いろいろなことに気づけるようになって心身ともに豊かさも取り戻せました。

体験談

多焦点レンズでスポーツも細かい機械いじりもメガネなしで楽しめる

M・Mさん　60代・男性

以前はメガネをかけたり外したりが煩わしかったのですが、今はメガネから解放されてラクになりました。

私は、ソフトボールとバドミントンを週に1回ずつ、健康体操には週に2回通っています。また、オモチャ病院のボランティアスタッフもしており、細かいところを見る作業が結構あります。こちらからお願いして多焦点眼内レンズの手術をしていただきました。

手術をした直後は、今までと違う見え方に少し違和感がありました。しかし、1カ月経った頃からは慣れてきて世界が変わっていました。

手術前は遠くがぼんやりしていたのですが、手術後は景色がきれいに見え、電線まではっきり見えますし、特に白い色がきれいです。目を守るためにパソコン用メガネはしていますが、パソコンも新聞もメガネなしで文字も読めます。

オモチャを修理して子どもたちの喜ぶ顔を見るのが楽しみになっています。

夜の光については、今までとは少し違う感じがしますが、得るものが大きくて苦にはなりません。

体験談 多焦点レンズ手術後、3つのメガネを使い分ける煩わしさがなくなった

K・Mさん　70代・男性

手術後、待合室で雑誌の小さい文字が読めたときは胸が熱くなりました。今は新聞も会議のプロジェクターもメガネなしで見ることができます。

手術前は3つのメガネを使っていましたので、目的によってメガネをかけ替える煩わしさを感じていました。以前、メガネをかけていると、こめかみが痛くなるのも悩みでした。特に術後1カ月くらいで、どんどん良くなってくる感じがしました。

手術を受けたのは、先生のお話を聞いて、不安よりも安心感のほうが大きかったからです。私が毎日快適なアイライフを過ごしている様子を見ていて、最近は妻も手術を受けたいと言っています。

手術後、周りの人からは「目がきれいになりましたね」と言われるようになったの

もうれしいです。目の印象まで変わるのには驚いています。

体験談　多焦点レンズで見える目を手に入れて生涯現役

N・Yさん　80代・女性

手術後、世の中が明るくなりました。強い遠視と乱視と老眼がなくなって、とても快適に暮らしています。以前は、メガネをどこに置いたのかを忘れてしまうことが多かったのですが、もう探す必要もなくなりました。

私は幼稚園の園長をしていますので、子どもたちの顔がよく見えるようになり、元気がないとか、体調が悪いのではないかと、ちょっとした変化にも気づくようになりましたし、一緒に遊ぶときも以前よりずっと快適です。

今でも車の運転をしていますが、よく見えるのでまったく問題はありません。でも、年齢を考えると家族も心配していますので、そろそろ運転はやめようと思います。

とにかく視界が明るくなり、メガネなしで新聞や本、先生たちの日誌が読めて、便利でうれしいです。この歳になっても毎日充実した日々を送っています。

趣味で日本舞踊をしていて、時々は発表会にも出ています。踊りでは着物を着ますから、やっぱりメガネがないほうがいいですね。

体験談 左右で違う多焦点レンズを入れたことですべての距離がよく見える

H・Sさん　50代・男性

手術前は深い霧の中にいるような最悪な状態で、このまま失明するのではないかという不安に襲われていました。インターネットでいろいろ調べて、多焦点眼内レンズのことを知り、2カ所ほど良さそうなクリニックを見つけました。私の場合は乱視もあるので、これに対応していただけるクリニックが受診する決め手となりました。

まず悪いほうの左目だけを手術して、しばらく間を空けてから右目の手術を受けましたが、特に問題はありませんでした。

左右で違うレンズにしていただいて良かったと思っています。左目（回折型）は30㎝に合わせたので読書や携帯電話のメール確認もしやすく、右目（分節型）は50㎝と2mに合わせたのでパソコン操作もOKです。これで、両眼で見ればすべての距離が見えるようになりました。

最初はハローやグレアが気になりましたが、だんだん馴染んできて、いまは夜の運転も問題ありません。日中ももちろん遠くも近くもよく見えます。レンティスで中間がよく見えるので、車のメーターやカーナビが見やすくて助かっています。

術前に読んだ某文献に、眼内レンズによって子ども時代の見え方が甦《よみがえ》ったと書いてありました。実際に、術後の景色がとても美しくて感動しています。残りの人生は、童心に返って旅行や趣味などで充実した楽しいひとときを送りたいと考えています。

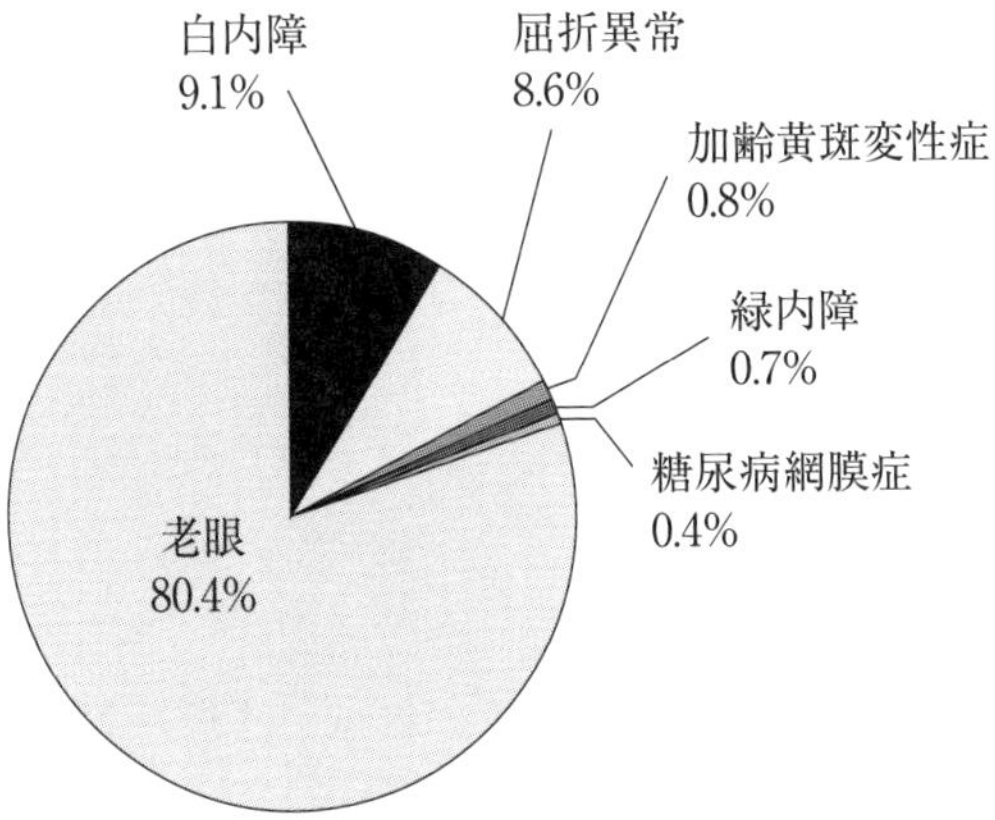

出典：2023年 WHO

図表14　近方または遠方の視力障害があり、治療されていない割合

世界中で治療できるのに治療が行われていない疾患に、老眼が占める割合が80％もあります。今後、テクノロジーがさらに進化することにより多焦点レンズを使用した手術がもっと普及していくものと思われます。

第6章

これから白内障手術を受けられる方へ

いまや日帰りが可能になった白内障手術

日帰り手術は患者さんにとって、肉体的・精神的な負担が軽減するだけでなく、経済的、時間的にも手術を受けやすくしたのではないでしょうか。また、手術をしてほしいと希望する医師が遠方にいる場合でも、受診しやすくなったようです。実際に、私たちのクリニックにも遠方から来られる患者さんが増えています。

ですから、日帰りで安全に、さらには患者さんのニーズにも応えるべく正確な手術を行うため、医師やスタッフは見えないところで十分な準備をしているのです。これがあって初めて、短時間でスムーズな手術を可能にしています。主に、次のような点が挙げられます。

①不安や恐怖感を取り除く麻酔の登場

患者さんにとって手術を受けるということは、時間に関係なく不安や恐怖があるものです。まして局所麻酔での手術となれば、痛みこそ感じませんが、意識ははっきりしているだけに緊張感はピークに達するはずです。

現代の白内障手術は、麻酔の目薬をさす「点眼麻酔」が主流になっています。しかし、前章までに説明してきましたように白内障が進行していたり、眼の組織が弱いことが事前に分かっていたりすると、その処置も行う必要がありますから手術の難易度は上がり、時間も長くなります。

こうしたことが予想される場合や、体質的に麻酔が効きづらい場合は、注射による眼の周囲への麻酔（テノン麻酔）が行われたり、手術の開始時に直接、眼の中に液体の薄い麻酔薬を投与（前房内麻酔）したりすることもあります。

しかし、これらの麻酔では患者さんの緊張を和らげることはできません。そこで最近は、眼の手術に抵抗感や恐怖感が強い患者さんに対しては、先の麻酔と併用して「笑気麻酔」という軽い全身麻酔の導入麻酔を行う施設が増えました。

笑気麻酔は、酸素に亜酸化窒素（笑気ガス）を混合した気体で、鼻から吸い込むと少し甘い匂いを感じます。すると、数分で緊張が解けてリラックスし、気分が落ち着いてきます。痛みを取るための麻酔ではありませんが、人は緊張していたり恐怖を感じていたりするなどの精神状態では、神経が過敏になっているために痛みを強く感じやすくなります。ですから精神状態をコントロールして安定させることで、痛みの感覚を抑えるのが目的で行われます。

すでに歯科や小児科では利用されている安全性の高い麻酔で、執刀医は手術をしやすくなりますし、患者さんも肩の力が抜けているので手術がスムーズに進みます。手術終了の直前に麻酔は切りますが、眠気が残ることはなく歩いて手術室を退出できます。

ただし、喘息やてんかん発作の既往歴がある人、妊娠中の女性、過呼吸発作の既往歴がある人は使用に注意する必要があります。

笑気麻酔は、患者さんがリラックスすると手術がやりやすく、時間も短く済むので手術を手がける眼科医にも好評で、ここ数年で眼科クリニックでも急速に導入され始めました。私たちの施設でも導入し、希望者に行っています。

②手術時間は短くても準備に時間がかかる

白内障手術そのものは10分前後で終了しますので、患者さんからすると負担の少ない手軽な手術という印象をもたれています。しかし、それは順調に進んだときのことであり、白内障が進行し、水晶体の濁りが強くなるほど手術の難易度は高くなり、超音波をかける時間も長くなるために所要時間は延びていきます。

白内障手術を行っているクリニックによっては、「手術は3分で終わる」と時間の短さをアピールしているところが見受けられます。確かに、水晶体の濁りを取って眼内レンズを入れるだけであれば、熟練した医師なら3分手術は可能です。

けれども、患者さんのニーズに合った結果を出すために、神経を使う乱視の矯正や眼内レンズを入れる位置、センタリングなど精度の高い手術を丁寧に行っていくと、3分では厳しいのが現実です。

術後の患者さんに合併症が起きないようにリスクを最小限に食い止め、精度の高い手術を行うには10分前後は必要となります。その10分を実現するにも、手術時に段取りよく無駄のないスムーズな流れがつくれるように、手術器具や薬品などの準備を入念に行うことが不可欠となり、それに1時間ほどかかるのです。

この1時間の準備をしっかりと行うことが、これまで述べてきたような手術中に起こり得るあらゆるトラブルへの対処を可能にしています。

③日帰りと入院手術がある理由

白内障手術はずっと入院手術のほうが多かったのですが、2017年頃からはほぼ同数になり、最近は日帰り手術のほうが増加傾向にあります。大学病院や総合病院など大きな病院ではほとんどが1~4泊の入院をして手術を受けます。だからといって手術の内容に違いがあるわけではありません。

日帰りでも入院でも手術そのものは同じですし、難易度の高い手術であっても本来は日帰りが可能です。前述したように、切開創が小さくなったおかげで安静を要する時間が短くなり、眼帯は通常翌日外すので翌日から見えますし、社会復帰が早くなりました。仕事や家庭、ペットのお世話などがある人には、日帰りのほうがいいでしょう。

日帰り手術の場合、手術当日に来院して手術を受け、術後はリカバリー室で血圧を測ったり、水分をとって少し休憩したりしてから帰宅するまで、効率良くスムーズな流れが出来上がっていますので、院内滞在時間が1時間から1時間半で済みます。

ただ、全身の健康状態が良くない、歩行が困難、ご高齢で付き添いがいない、食事が困るなどの場合は、入院施設のほうが患者さんにはもちろん安心です。

また、手術翌日も異常はないかを確認するために、医師の診察が必要となります。高齢者や遠方から来られる患者さんの場合は、入院したほうが翌日の診察にも都合が良いというメリットがあります。しかし、なかには病院のベッドでは眠れないなど精神的に落ち着かず、特に高齢者の方はストレスを感じるケースがあるようです。

その点、日帰り手術を行っているクリニックでは、健康な遠方の患者さんは近くのホテルに滞在しゆっくり過ごすことができます。

大事なことは患者さんにとって、術後にゆっくり休める環境を確保できるかどうかです。わずか10分前後の手術とはいえ、十分な休養、睡眠を取ることも、術後の回復を早めることにつながります。

医師と信頼関係を築くことが大事

白内障手術は術後の見え方を左右し、その後のライフスタイルにも影響してくる大事な治療です。そのため、どこのクリニックで、どのような考えをもつ医師に手術を受けたかで結果が違ってきます。

また、手術中はもちろんのこと、術後に合併症を起こしたとき、適切な対応をしてもらえなかったらなんのために手術を受けたのか、一生悔やむことにもなりかねません。白内障の濁りは取れても、見える眼で日常生活が送れないのでは元も子もありません。

ですから私たちは、白内障手術を単に病気を治すというだけではなく、患者さんの人生に関わる大事な治療を任されていると自覚して執刀しています。

しかし、すべての患者さんが満足のいく結果を得て生活しているわけではありません。

そうなると、どこのクリニックに行けばいいのか、最初の入り口で迷ってしまうことと思います。そこで、クリニック選びのポイントを挙げておきましょう。

①術者選び

白内障手術ほど、「治す」という意味において上下幅がある医療は珍しいと思います。がんの場合はどれだけがん細胞を残さずに取り除けるか、膝や腰の手術ならどれだけ痛みを取り除いて患者さんが楽に動けるようになるかというように、医師の技量の差がクオリティの差となって明確に現れてきます。

しかし、白内障手術の場合は、それ以前に「どんなゴールを目指しているのか」が重要で、手術の計画段階でゴールそのものにも差が出てしまいます。

手術は、術前検査を行う検査技師や手術のサポートをする看護師なども深く関わっているチームプレーです。けれども十円玉ほどの大きさの眼を手術するのですから術野が狭くなり、最終的には術者（執刀医）の腕で決まってしまうところがあります。つまり、どんなに高級な食材を用意して、下ごしらえを完璧にしてもらっても、料理人の腕が悪ければおいしい料理が作れないのと同じです。

どんな状態でも臨機応変に対応できるだけの「知識と経験と技術」をもっていて、それを患者さんに合わせて自在に使いこなし、きめ細やかな手術を行ってくれる執刀医がいるクリニックであることが必要条件になるかと思います。

これまでに繰り返し述べてきたことですが、執刀医や担当医が直接話をして、患者さんの希望や生活背景を理解するとともに、術後の見え方をよく相談できる環境でなければなりません。そのうえで、術前診察から手術、術後までできるだけ同じ医師が携わることが重要なのです。

②どこの病院にかかればいいのか？

患者さんの話に耳を傾け、理解してくれる医師を選ぶといっても、なんの情報ももっていない患者さんには判断のしようがありません。そのため、大きい病院なら間違いないと考え、とりあえず近くの総合病院などへ相談に行くケースが多く見られます。

しかし、いまや白内障はポピュラーな眼の病気ですから、近隣の眼科クリニックでも十分に対応できるのです。問題は、前項のように信頼して任せられる医師であるかに尽きると思います。

そこで、手術を担当する医師を選ぶうえで参考になるのは、クリニックが開設しているホームページです。インターネットで「白内障手術」と検索すると、たくさんのクリニックが出てきます。あまりにも多いので、余計に選べなくなるという声が聞こえてきそうです。

そういうときは、まず患者さんの生活圏で通院可能な地域にしぼり、クリニックのホームページを開きます。そして、院長や執刀医などのプロフィールを読むことです。

そこに、白内障手術や多焦点眼内レンズに関する医師の学会での発表講演や論文の実績が書かれていれば、どれだけ熱心に取り組んでいるのかを学会活動などから知ることができます。

一般的にはクリニックのホームページを検索しても、何件の手術実績があるとか、雑誌や週刊誌で紹介されているといった華々しい経歴に目がいきがちで、医師のプロフィールをチェックすることは少ないと思います。

しかし、ここが重要なところなのです。確かに手術の件数は経験値ともいえますので参考になります。しかし、雑誌や週刊誌などマスコミに取り上げられている有名な先生だから信頼できる、という判断は正しいとは言い切れません。

特に地域の人が集まるような場所には、いろいろな情報が集まってくるものです。例えば女性の場合は、よく美容院で情報収集をしていると聞き及んでいます。こういう場所を利用して、カットをしてもらいながら美容師さんやほかのお客さんに、クリニックの評判を尋ねてみるのも一つの方法かと思います。

③手術を行っていない眼科にかかっていた場合

ほとんどの人は物が見えにくいとか、ぼやけて見えるといった症状からメガネが合わなくなったと感じて、まず近所の眼科を受診します。そこで白内障と診断されたときには、どういう病気なのかを説明され、いずれは手術が必要になることを知ります。

けれども、どこの眼科でも手術を受けられるわけではなく、手術を行っていないクリニックのほうが多いのです。そうなると、白内障がだんだん進行して生活に支障をきたし、いよいよ手術が必要になります。

このような場合、2つの流れがあります。1つは、担当医から手術のできるクリニックを紹介してもらう方法。もう1つは、手術のできるクリニックを自ら探したり、知り合いに教えてもらったりする方法です。

前者のケースでは、患者さんにとっては自分の知らないクリニックで、会ったこともない医師に手術を委ねるわけですから不安もあるかと思います。そのときには、手術をしてくれる医師に手術後の見え方について希望をきちんと伝え、ライフスタイルを理解してもらうことが大切です。

先に述べたようにクリニックのホームページで、院長や執刀医のプロフィールや手術実績、専門分野を参考に選ぶとよいでしょう。

また、白内障手術を経験している友人・知人に感想を聞き、良い印象を受けた医師を紹介してもらうのも安心だと思います。

④主治医の説明に納得できないときはセカンドオピニオンを求める

高齢者のなかには、医師の説明を理解しないまま「お任せします」といって手術を受けてしまうケースが見られます。どのような手術にも言えることですが、眼の手術の場合は特に患者さん自身が理解し納得して受けることがなにより大切です。そうでないと、後悔することとなるからです。

手術を受けるまでに、医師との間で十分なコミュニケーションを図れていれば、患者さんのライフスタイルに合った眼内レンズを選んでもらえる可能性が高く、お任せできるかもしれません。しかし、定期的に受診はしていても、会話を交わすことがほとんどなかった場合は、医師が患者さんをどこまで理解しているのか分かりません。このような状態で主治医に任せっきりにしていると、術後の満足度は低くなるケースが多いのです。

実際に、私たちのもとにはほかのクリニックで白内障手術を受けた患者さんが、思ったようには見えないとか、眼内レンズを入れ替えたいなどと相談に訪れることがよくあります。

ですから、手術について分からないことがあれば、分かるまで説明してもらうことが必要です。その説明を医師が嫌がったり、面倒くさそうに対応したりしたときには、その場で手術の日程などを決めずに、一度持ち帰って家族に相談するか、ほかのクリニックでセカンドオピニオンを聞くとよいでしょう。

また、術後の見え方の希望を伝えても、「あなたには、こっちの眼内レンズのほうがいい」と押しつけられたり、納得できなかったりすることもあるかと思います。

このような場合も、別のクリニックにセカンドオピニオンを求めましょう。

セカンドオピニオンとは、現在かかっている医師（主治医）以外の専門医に意見を求めることをいいます。この考え方が広まってきた背景には、医師にお任せするのではなく、インフォームド・コンセント（説明と同意）を受け、患者さんも自分の意志で治療の決定に関わる医療へと時代が変わってきたことがあります。

医療は日進月歩といわれるように、次々と新しい治療法が登場しています。そのすべてを一人の医師が把握しているとは限りませんし、医師やクリニックによって患者さんに提供できる医療内容もレベルも違ってきます。患者さんにしても、それぞれで受けたい治療は異なります。

そこで、患者さんにとって最善と思われる治療を、患者さんと主治医との間で判断するために、別の医師の意見を聞くのがセカンドオピニオンです。

セカンドオピニオンというと、よく医師やクリニックを変えることと思われがちですが、そうではありません。別の医師の意見を聞いて、主治医と同じことを説明されれば、患者さんも納得でき、主治医を信頼して治療を受けられます。もしも別の治療法もあると示され、そちらのほうが自分には良いと判断したときは、それを主治医に伝えて治療法を変えてもらえばいいのです。

しかし、そのクリニックでは行っていない治療法の場合は、主治医に別のクリニックや医師を紹介してもらうか、患者さん自身でクリニックを探して変えることもあり得ます。

そうはいっても、主治医との関係が悪くなることを心配して、セカンドオピニオンを言い出せない患者さんが多いのも事実です。その気持ちは分かりますが、セカンドオピニオンはいまや常識となっており、医師も理解していることですから心配には及びません。

万が一、患者さんがセカンドオピニオンを求めたことで主治医の機嫌を損ねたり、怒ったりしたときには、むしろ主治医を変えたほうがいいかもしれません。それは、時流に合っていないからです。時流に乗っている医師は当然、先端医療にも敏感で、取り入れていたり勉強したりしていますので、より高度な医療を提供している可能性が高いと思われます。

白内障手術は、その後の人生にも大きく影響してきますし、生涯に片眼で1回、両眼で2回しか受けない手術ですので、納得して医師を信頼して手術を受けることが重要です。

眼は若返るのか？
――アンチエイジングの秘訣

白内障は、視力が低下したり物がぼやけて見えたりするため、文字を読むことが億劫《おっくう》になり、テレビもよく見えないのでラジオを聴くなど、眼を使うことを避けるようになる傾向があります。外出の際も足元が不安なため、注意しながらゆっくり歩くというように、ＱＯＬ（生活の質）を著しく低下させます。

それが、手術を受けて白内障が治ると、視機能が向上します。これによって行動範囲も広がり、自然と活動的になることでＱＯＬ、活動性も格段に上がります。

こうした日常生活の変化が、患者さんの心身に良い刺激となって若返り効果をもたらしています。ここが、ほかの病気の治療と違って白内障手術の奥深いところでもあります。

物がよく見えるようになると、どのような心身の変化が起こるのか、その秘密を紹介しましょう。

見えると刺激が増えて脳も活性化

私たちは、常になんらかの刺激を受けながら生きています。例えば、おいしそうな匂いがしてくると急にお腹が空いたり、テンポの良い音楽が聞こえてくると自然に身体が動いてリズムを取っていたりするように、特に感覚器からもたらされる情報には敏感に反応します。

これは、感覚器が脳に直結しているからで、おいしい・不味い、心地よい・不快などと、最終的に判断しているのは脳だからです。

なかでも約8割を占めるといわれる眼からの情報は、心身に大きな刺激を与えています。そのため、見えにくい状態は情報量が減るわけですから、刺激も少なくなって「感じる」という感覚が鈍ってしまいます。寝たきりになると認知症になりやすいというのも、動けなくなることでさまざまな刺激が減るからでもあるのです。ですから刺激が減ると、脳は活性化しにくくなって老け込みやすくなり、認知症のリスクも高めてしまいます。

それが、白内障手術を受けて見えるようになると、約8割の情報量を再び得られるようになり、脳への刺激も増えてきます。細かい物が見えるようになれば、手先を使った繊細な作業ができるようになり、足元がはっきり見えれば転倒の不安もなくなって外出をする機会も増えてきます。これにより速く歩けるようになって足の筋力が強化されるなど全身状態が改善し、アンチエイジングにつながります。

実際に、白内障手術を受けた患者さんから、「以前にやっていた手芸をまた始めることができた」「ゴルフボールも芝のラインもよく見える」「料理のレシピが読めるので楽しくてレパートリーが増えた」など、これまで諦めてきたことに再び挑戦している話を多数お聞きしております。

逆に、「今まで見えなかったシミやシワが見えるようになってショックを受けた」という話もお聞きしました。しかし、それをきっかけに美容に目覚め、エステに通ってメイクしたり、ファッションにも気を使ったりするようになった、とうれしそうに話していました。

誰もがとても前向きになっていることから、見えるようになることは精神的にも良い影響をもたらすといえます。精神的に良い状態になれば当然、快眠にもつながります。水晶体の濁りが取れて視界が明るく、色彩も鮮やかに見えるようになることで、サーカディアンリズムが改善して睡眠の質も良くなることが分かっています。

サーカディアンリズムとは、地球の自転に合わせて約24時間のリズムを刻む体内時計のことをいいます。そんなサーカディアンリズムを決めているのは「光」なのです。

まず、眼の中に光が入ると、全身に「もう朝ですよ」と連絡が届きます。すると、脳も「活動モード」になり、寝ている間に出していた睡眠ホルモン（メラトニン）のスイッチがオフになると同時に、今度はメラトニンに代わって目覚めさせるホルモンが分泌されます。これによって体温や血圧が上がっていき、日中はシャキッとして活動できるようになります。そして、夜になると再びメラトニンが増え、身体は「睡眠モード」になります。

このように、朝の光が決め手となり、1日の「起きて眠る」というサイクルを支えています。そのため、サーカディアンリズムが乱れると、日が昇ってもやる気が出なかったり、夜になっても寝つけなくなったりするといった症状が現れてきます。

手術によって、眼の濁りが取れて光を取り込めるようになることで、サーカディアンリズムが改善し、不眠症が軽快し、眼から脳への刺激も高まって心身ともに健康な生活に戻るきっかけとなります。

① まぶたが下がっていると老化が進む？

眼から取り込む光の量は、サーカディアンリズムに影響を与えます。そうなると、まぶたが下がっている状態でも光の入る量が減少するため、見えづらいだけではなく体内時計を乱す要因になってきます。これが、ひいては老化を促進することにもつながります。

人は加齢とともに筋肉が衰え、その上にある皮膚も緩んできます。女性は顔のたるみを気にしがちですが、よく見るとまぶたも下がっていたりします。これは、まぶたを持ち上げている筋肉と皮膚が緩んでくるからで、これを「眼瞼下垂」といいます。

眼瞼下垂になると、下がってきたまぶたが瞳孔を隠すために見えにくくなり、無意識に眉毛を上げ、額にシワを寄せて物を見るようになります。これによって疲れやすくなり、頭痛や肩こり、昼過ぎの眠気の原因にもなってきます。

このような症状が出ていたら眼瞼下垂のサインと考えてよいでしょう。白内障手術を受ける年齢の患者さんの半数以上に眼瞼下垂がみられるといっても過言ではありません。

せっかく白内障手術を受けても、眼瞼下垂になっていたのでは見え方が悪くなり、特に多焦点眼内レンズを入れているとレンズのクオリティも落ちてしまいます。ですから白内障手術後に、男女を問わず眼瞼下垂の手術治療をお勧めすることがよくあります。

眼瞼下垂の手術は、メスで皮膚を切開する方法とCO_2（二酸化炭素）レーザーを用いる方法があります。レーザーを用いると、出血がほぼない状態で手術が行えるので、手術時間が短く済み、術後出血も軽度になります。手術で余った皮膚を取り除き、緩んだ筋肉（ミュラー筋や眼瞼挙筋）を糸でキュッと留めると楽に眼が開くようになります。視界が良くなれば、眉毛や額に力を入れることもなく、シワが寄りませんから若々しく見えます。また、疲れにくくなるのも大きなメリットです。

眼瞼下垂の手術を受ける場合は、保険適用になります。ただし、美容目的で治すときには保険適用外になりますので主治医とよく相談しましょう。

②抗酸化作用のある食事やサプリメント

白内障は、加齢とともに起こる機能低下のため老化現象ととらえることができます。そうであるのなら、白内障手術そのものがアンチエイジング治療ともいえるのではないでしょうか。実際に、視機能が改善すると、さまざまな機能も刺激されて活性化し、若返り効果を得られます。

そこで、せっかくアンチエイジング治療で若さを取り戻したのなら、その状態を維持できるように、これからは老化予防にも積極的に取り組んでみることをお勧めします。

残念ながら現代の科学では、老化を止めることはできません。しかし、皆さん次第で老化を遅らせることはできます。それには老化を促進するものをなるべく避け、老化予防に良いものを取り入れることだと思います。

老化を促進する最大の原因として挙げられるのが活性酸素です。呼吸によって体内に取り込んだ酸素の一部は、組織や細胞を酸化させて障害や老化を引き起こす活性酸素に変化します。だからといって酸素を取り入れなければ生きていけない以上、活性酸素から逃れることはできません。

ところが体内には、活性酸素を除去してくれる酵素が備わっています。この酵素が作られることで、活性酸素の害から体を守っていますが、加齢とともに酵素の分泌量は減少していきます。また、現代人はストレスなどによって必要以上の活性酸素を作り出しているために、若い人でも分泌される酵素の量では足りなくなっているのです。ＣｏＱ10やＣｏＱ10を多く含む青魚、肉、大豆、クルミ、アーモンド、ホウレン草などを摂るとよいです。

また、酸化を防ぐ作用のある食材を体外から補うことも大切です。強い抗酸化作用をもつ成分は、主に色素や香り、苦味、渋味などが強い野菜や果物に多く含まれています。例えば、ブロッコリー、ニンニク、トマト、ピーマン、ニンジン、ブドウ、レモンなどがあります。

これらの食材を積極的に取り入れたからといって、それで白内障が治るわけではありません。しかし、手術後も良い状態を維持したり、加齢によって眼内レンズを支えているチン小帯や毛様体などの組織が弱くなったりするのを防ぐなど、アンチエイジングという観点から考えると間接的な効果は期待できます。そうはいっても毎日摂るのは大変なことです。そういうときには、サプリメントを利用して補うのも一つの方法です。

活性酸素のほかに、紫外線も老化を促進することが知られており、白内障の原因にもなっていますので、日頃からUV対策（サングラス、帽子、日傘、日焼け止めクリーム、アスタキサンチンやルテインの摂取など）をすることも大切です。眼科クリニックでも、眼に良い、体に良い信頼できるサプリメントを置いていることが多いので、お尋ねくださ い。

コラム　時代は変わった

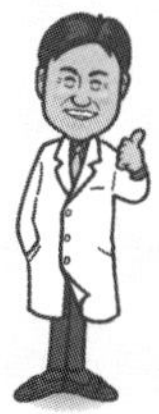

人生１００年時代といわれております。

１９６３年に１００歳を超えた方はわずか１５３人だったそうですが、２０２３年は９万２０００人もの方が１００歳以上のいわゆる百寿者（センテナリアン）になられました。そして２０５０年には68万人になるのではともいわれています。たしかに外来をやっていると、90歳以上でシャキっとしている紳士淑女がたくさん来院されます。そして、どこから見ても80歳くらいにしか見えないのです。つまりは、日本人は20〜30年前に比べて10歳以上は若返ったのではないかと思います。

さて、以前は高齢者といわれた60、70歳はどうかというと、60歳では現役バリバリに働いていて若々しく、70歳を過ぎても車を運転し、パソコンやスマホも使いこなし、80代でもゴルフや趣味を楽しんでいる方が多く見られます。ＮＴＴドコモの調べ（２０２３年）によると、60代のスマホ使用率は93％、70代でも79％だそうです。

このような、いわゆる高齢者を昔の「お年寄り」のように扱ってはいけないと感じています。この方々は、ともすると若者よりアクティブに生活を送っていますので、必然的に良い視力が重要となります。そして、可能であればメガネなしで人生を楽しみたい、と望んでいるようです。今どきの高齢者の「夢」にお応えできるよう、私たち眼科医の役割は今後ますます大きくなっていくように思います。

おわりに

「最先端の高度な眼科医療の提供」を目標に、札幌市東区に開院して13年を迎えました。

２０１１年から多焦点眼内レンズ手術を開始し、昨年度は白内障手術を２０００例以上執刀しました。そのうち、多焦点眼内レンズを選択した患者さんは３００例を超えています。多焦点眼内レンズ手術は、近視・乱視・遠視・老視も矯正できるすばらしい手術です。患者さんの適応をしっかり見極めれば、「不要不急」の技術ではありません。

私の目標は、視覚障害により日常生活が制限される患者さんを減らすこと。読書、運転、スポーツ、趣味など人生の楽しみや、快適な日常生活が制限される人を減らすことです。

これからも北の大地から最先端の技術を積極的に導入し、地域にあって高度な眼科医療を、患者さんの困っていること、病状に合わせて丁寧に提供していきたいと考えております。

北海道　札幌かとう眼科院長　加藤祐司

眼科の道を目指して30年が過ぎ、いつの間にか若手とは言い難い年代になってきました。30年前を思い起こしますと、誰が現在のようにレーザーを使って正確に手術をしたり、角膜を削って屈折誤差を修正したり、多焦点眼内レンズを使って近くから遠くまでメガネを使わず老眼を克服したりする世界を予想できたでしょうか？ 技術の発展は本当にすばらしいものです。また、自分はこのような時代に最新の医療を提供できる立場にあることをうれしく思いますし、技術はさらに進歩するでしょうから、自らも最新の知識をブラッシュアップしていくことを楽しみにしています。

さて、今回5人で時には意見を戦わせ、熱く語り合ったことで現在と少し先までの最新知識をこの本で網羅できたと考えています。これから白内障で手術を考えている方々に、この本が少しでも役に立てば幸いです。

神奈川県　スカイビル眼科院長　秦　誠一郎

白内障手術を始めてからすでに35年となりました。その数も5万件を越しました。一般的に30年以上同じことを真面目に続けていけば「職人」となるものでしょうか。「巨匠」と呼ばれるようになる人もいるのかもしれません。

かつて白内障手術に出会い、その手術の美しさや先進機器を操る楽しさ、なにより手術で視力を取り戻した患者様の喜びの声を聞き、眼科医を目指しました。その充実感や達成感を味わい、選択に間違いはなかったと実感しております。

さて、私自身も還暦を過ぎ、そろそろ白内障手術を受ける年齢となってきました。子どもの頃からずっと目の良い私は、間違いなく多焦点眼内レンズを選択すると思います。今は老眼鏡が手放せなくなっておりますが、これもいずれ不要になるかと思うとその時が待ち遠しくも感じます。

いずれにせよ、パフォーマンスが落ちない限り、今後も丁寧な手術を続けていきたいと思っております。

愛知県　名古屋アイクリニック　中村友昭

私が初めて多焦点眼内レンズを使ったのは、実は母親に行った手術です。今から十数年前になりますが、当時はまだ国内で認可された多焦点眼内レンズはありませんでした。けれども、その何年も前から海外の学会で、このレンズに関する講演を聴き回って情報を集め、「必ずこの手術が、これからの白内障手術の主流になる」と確信していましたので、個人輸入でレンズを入手して手術を行いました。

その過程にたいへん時間も要しましたが、おかげで母親は今でもメガネをかけずに日常を送れることで、同世代の方よりも元気に過ごしています。

その後、このすばらしい手術にのめり込んでゆくのですが、当初は今ではあり得ないような苦労をしたのも事実です。まず、当時は多焦点レンズの種類が非常に少なく、少ない持ち駒で患者さんを満足させるために頭を悩ませたこと。そしてもう一つ、日本一コンサバな土地柄の京都で、私の新しい手術は古株の先生方からバッシングを受けたこと。手術医療から遠のき、ましてや海外情報と接することなどない老医からは「大内という眼科医が、最近怪しげな手術をやっているそうだ。老眼が治るはずはない」などと、吹聴されることすらありました。けれども、あれから10年。多焦点眼内レンズによる白内障手術は、すばらしい発展を遂げ、多くの患者さんが恩恵を受けています。

この技術に携われた幸せは、このことに早くから取り組み、人より少し苦労した自分へのご褒美だと思っています。「これからも、さらにたくさんの方を幸せにしてあげたい」。本書を書き上げて、改めて決意を新たにしているところです。

京都府　大内雅之アイクリニック院長　大内雅之

本書に寄せて

最近、私のもとに来られる方の多くがインターネットで情報収集をしているようで、眼科医の立場からすると、メディアに溢れる情報を精査する必要があると感じていました。本書は、これらの情報や新しい治療法が分かりやすくまとめられており、我々と患者さんの理解度の溝を埋めてくれる一冊になると思います。2020年４月より「選定療養」というシステムが導入され、多様化する多焦点眼内レンズが先進医療から外れたことで、白内障手術を取り巻く環境は変わりつつあります。しかし、多焦点眼内レンズのメリットとデメリットは紙一重であるため、我々だけではなく、患者さんにも正しい情報は必要です。本書には、執筆された先生方の考え方も含まれていることをお留め置きいただいたうえで、最近、白内障と言われた方、今、白内障手術を迷っている方に、ぜひ読んでほしい内容です。

国際医療福祉大学臨床医学研究センター教授
山王病院アイセンター　センター長
清水公也

北里大学名誉教授・日本眼科学会名誉会員・日本眼科手術学会名誉会員・
日本白内障屈折矯正手術学会名誉会員・日本角膜学会名誉会員・
アジア太平洋白内障屈折矯正手術学会理事・米国眼科学会生涯会員

白内障の写真

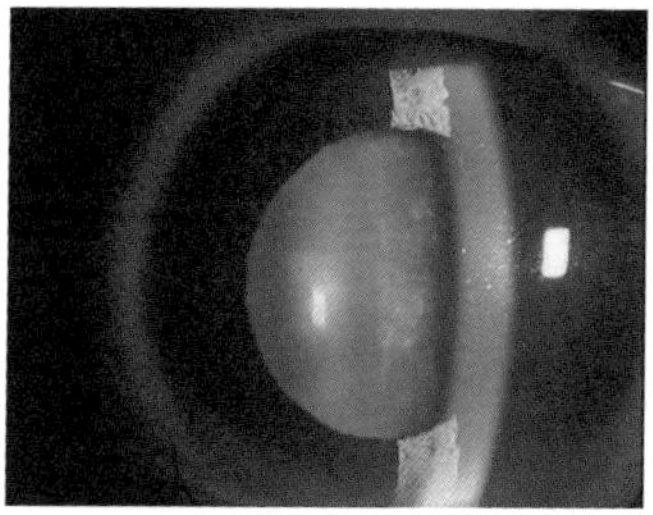

前嚢下白内障

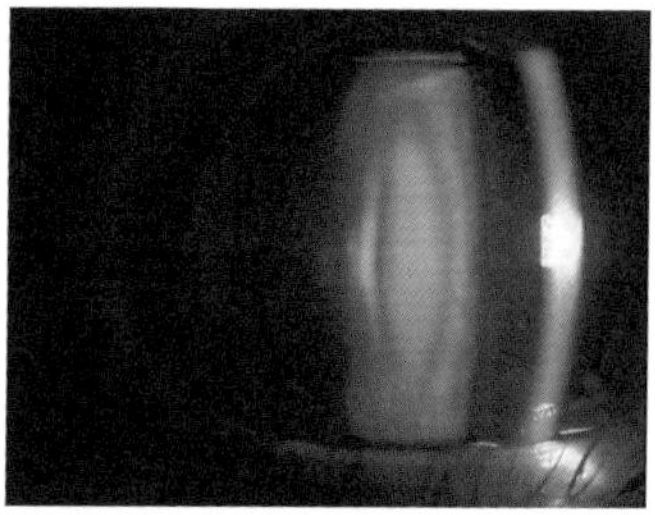

核白内障

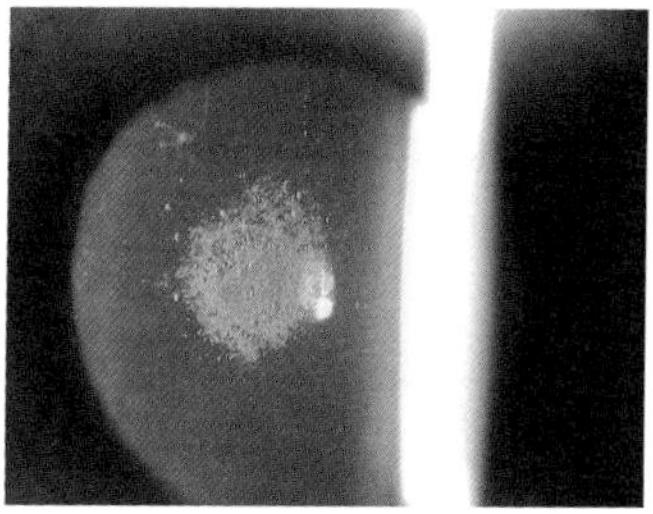

後嚢下白内障

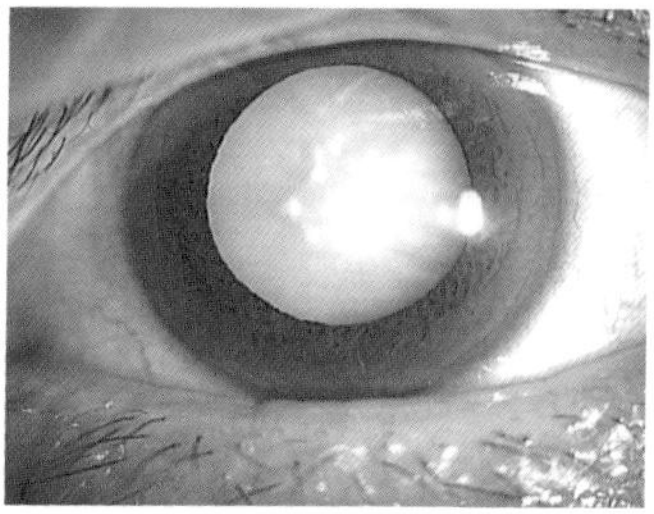

過熟白内障

眼内レンズ（挿入後）の写真

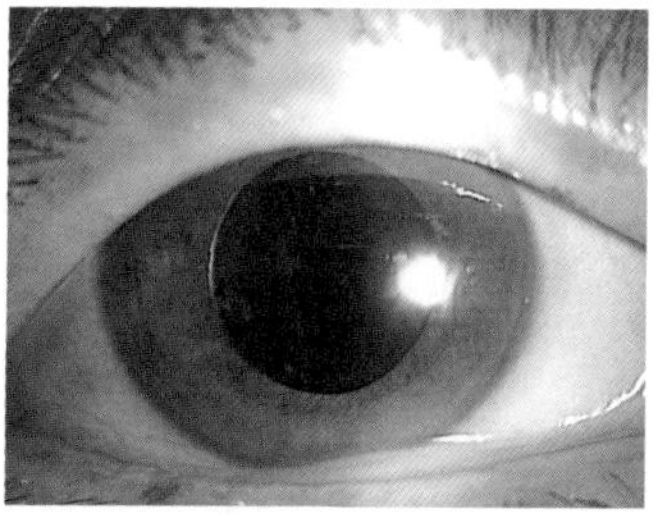

単焦点眼内レンズ

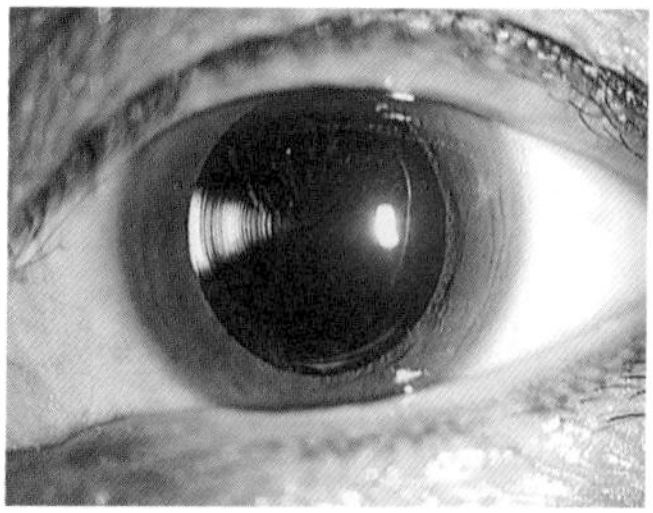

多焦点眼内レンズ

各疾患の眼底写真

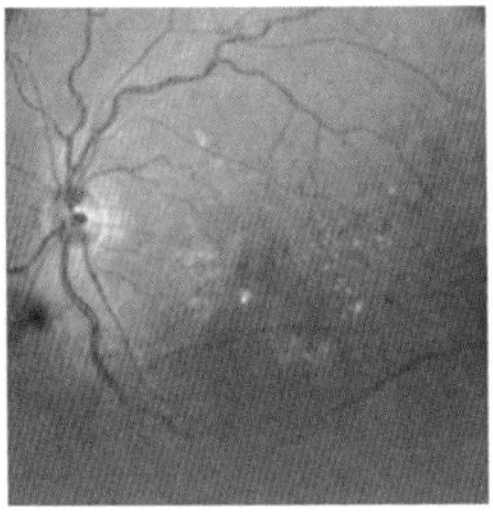

糖尿病網膜症

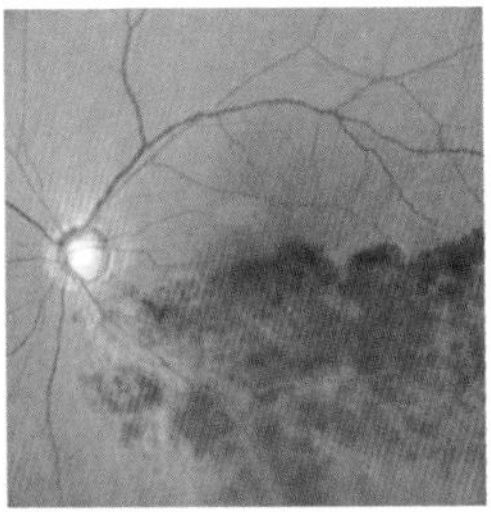

網膜静脈分枝閉塞症

最新眼科医療機器

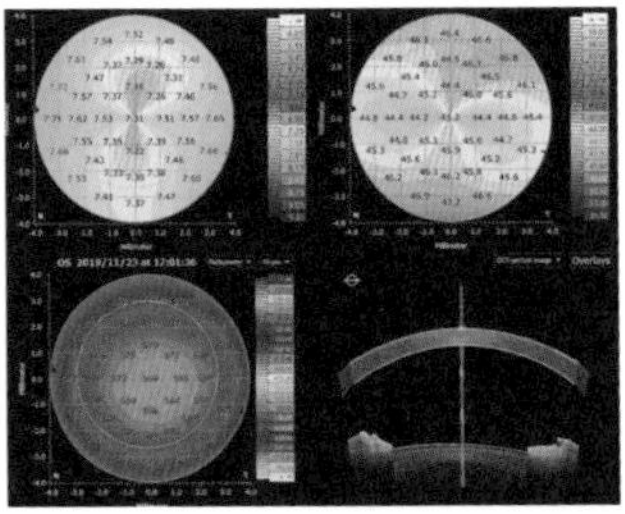

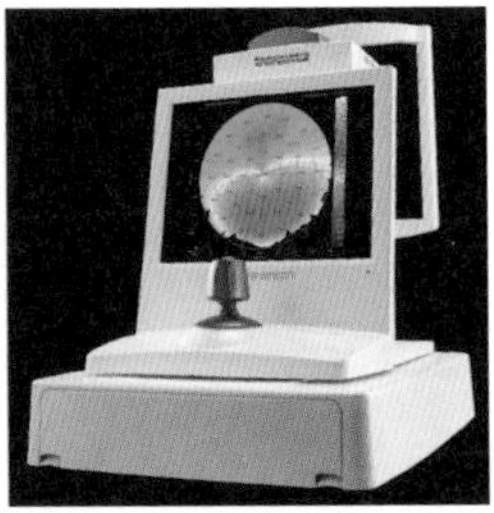

前眼部OCT Anterion：角膜を立体的に測定したあと、乱視などのゆがみのデータを色に変換して観察し、手術方法や眼内レンズを決定する。

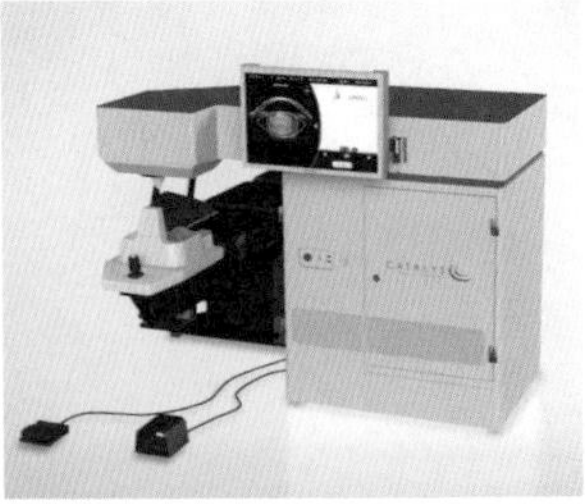

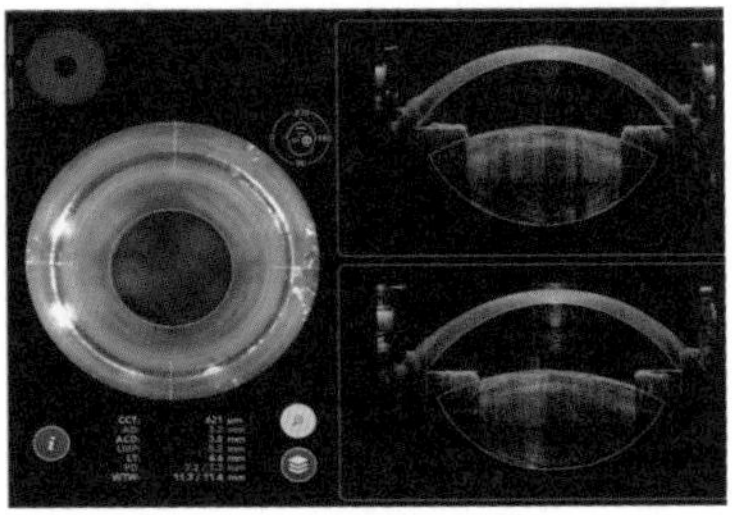

フェムトセカンドレーザー白内障手術機器 Catalys：手術中にOCTを撮影し、正確に前嚢切開を作成する。

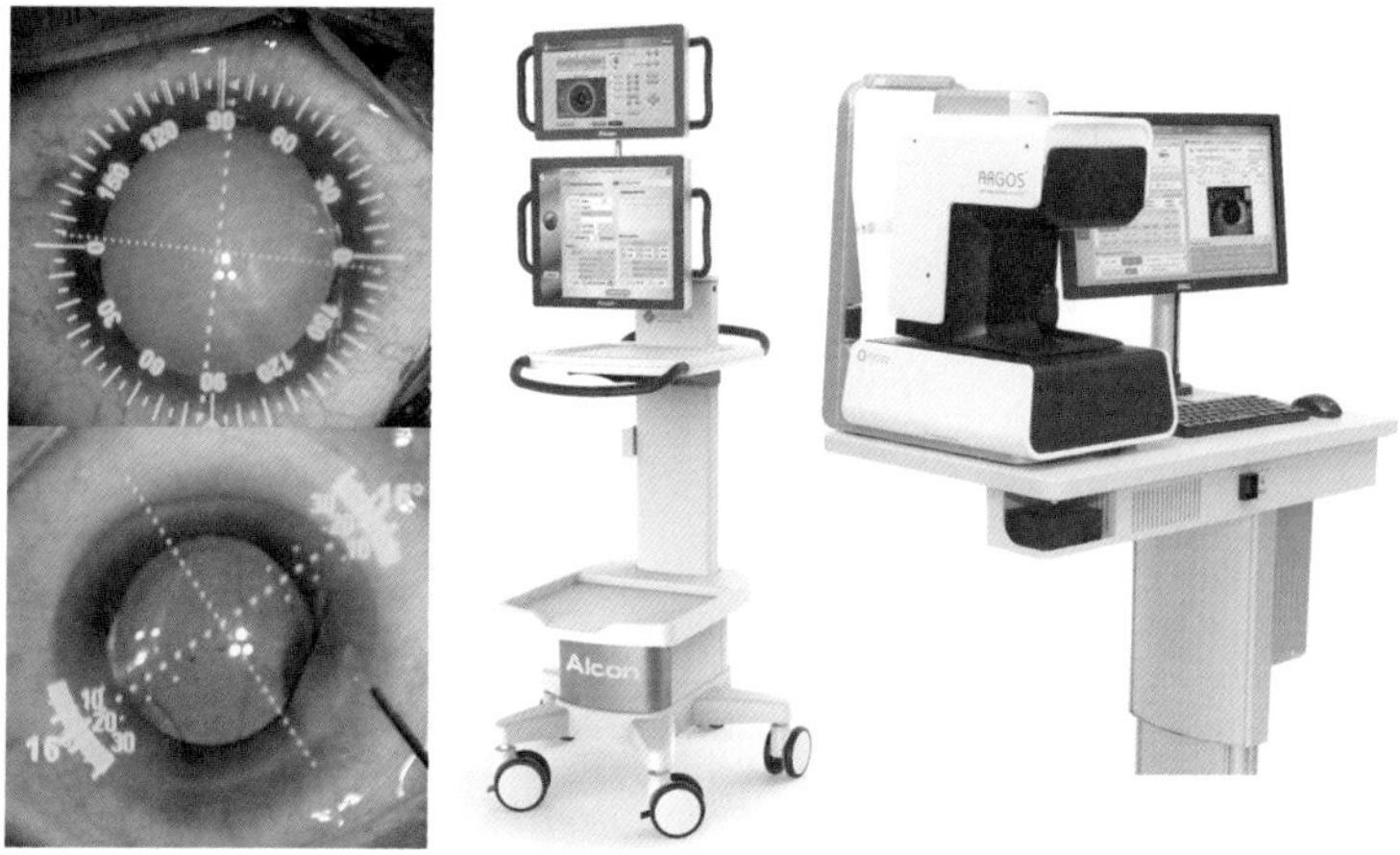

デジタルマーカー Verion：手術前に測定した乱視データを手術中に可視化し、確認しながら手術を行える。

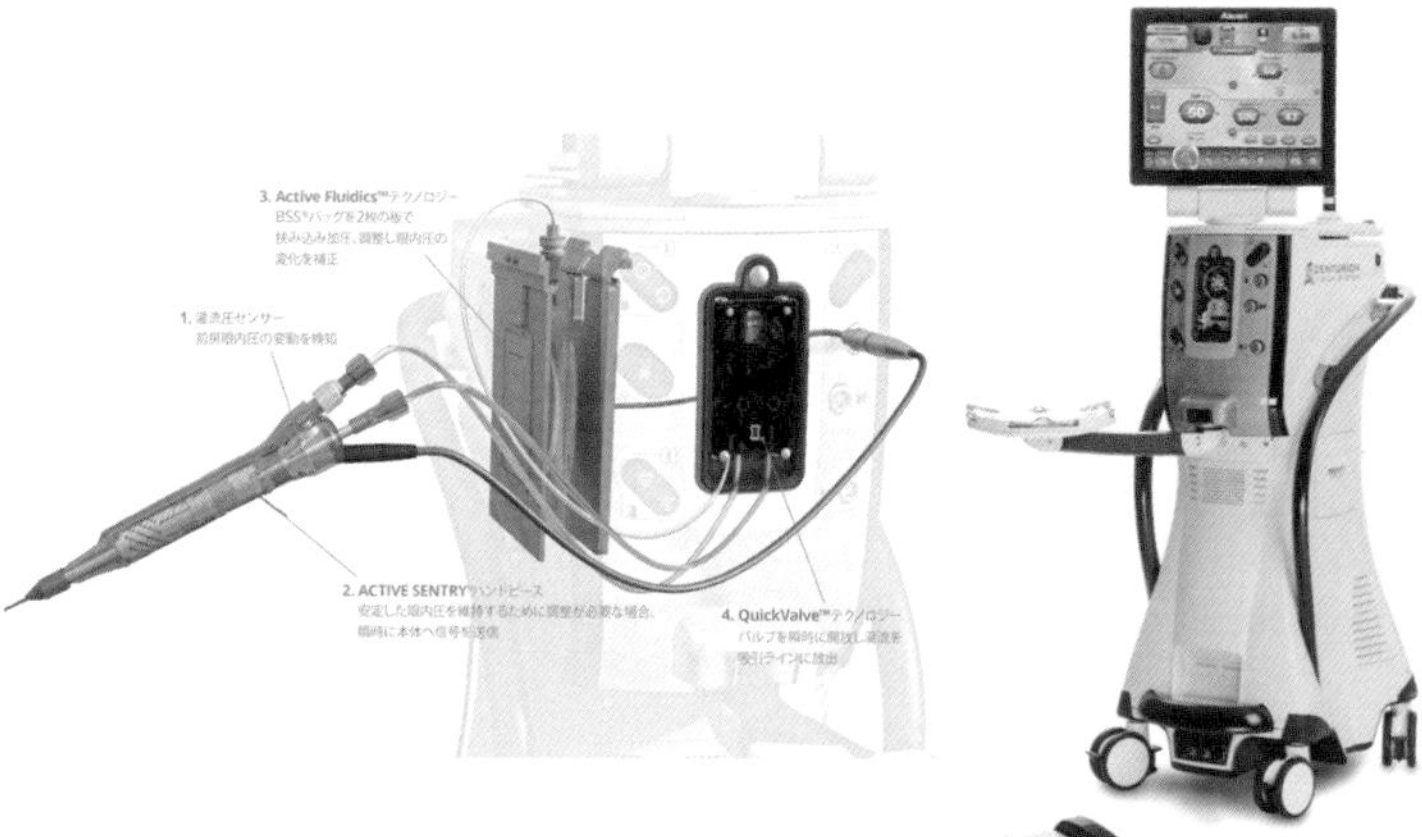

CENTURION・ACTIVE SENTRY：手術中に眼の中の圧力を自動的にモニタリングしながら、安全に低侵襲で手術を行える最新白内障手術機器。

眼内レンズの写真

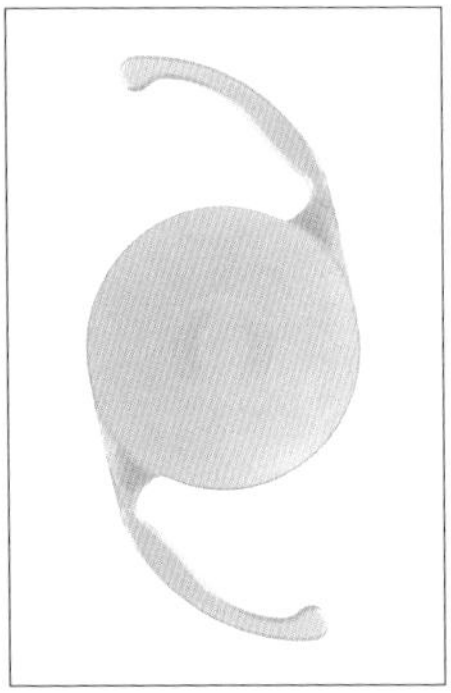

焦点深度拡張型眼内レンズ
（ビビティ）

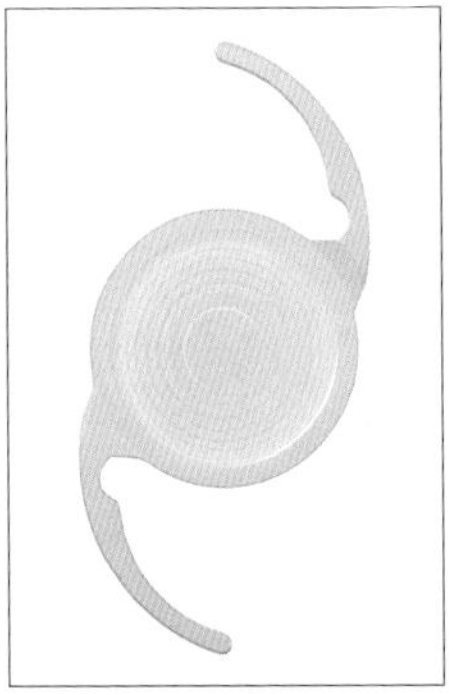

回折型連続焦点型眼内レンズ
（テクニスシナジー）

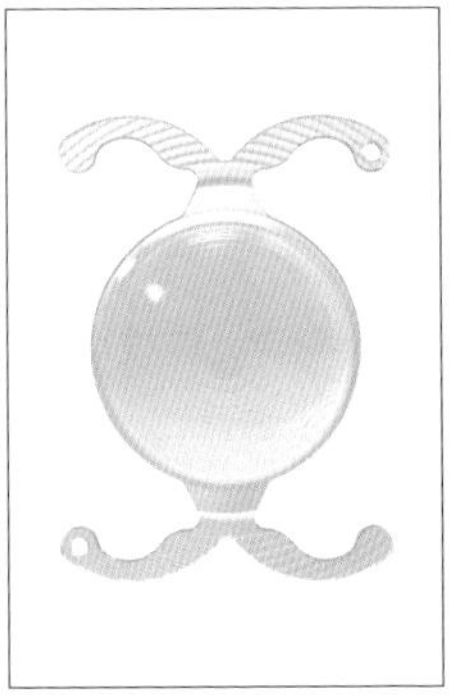

回折型３焦点眼内レンズ
（ファインビジョンHP）

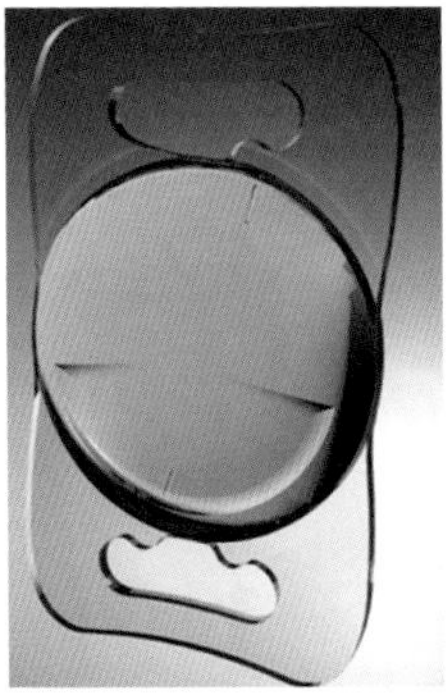

分節型２焦点眼内レンズ
（レンティスMプラス）

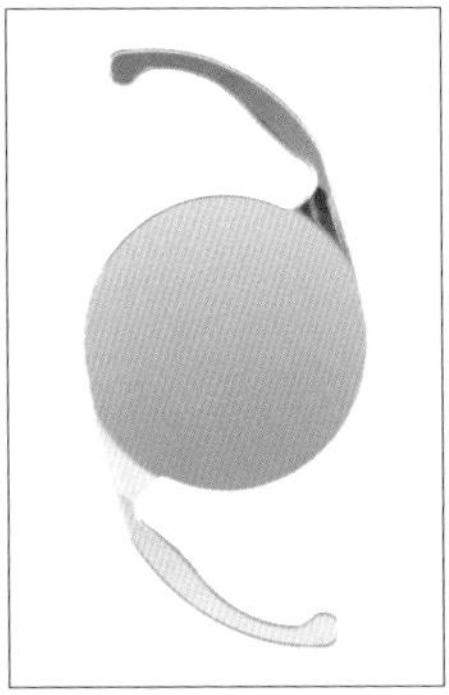

回折型３焦点眼内レンズ
（クラレオンパンオプティクス）

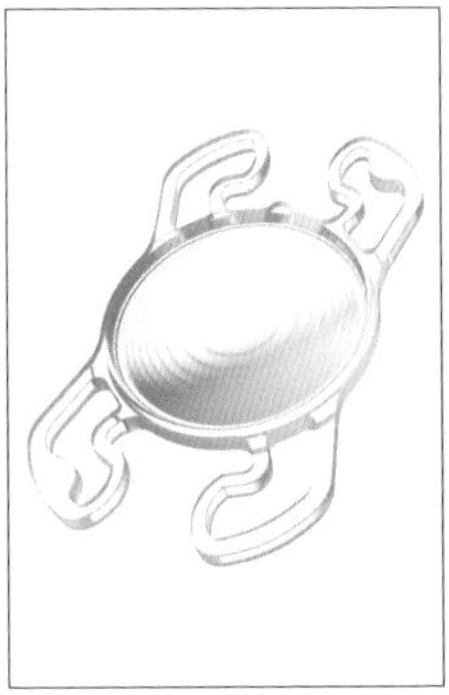

回折型５焦点眼内レンズ
（インテンシティ）

219:295–302, 2020

・Evaluation of Implantable Collamer Lens Sizing Developed by Reviewing the Horizontal Compression-vault Coefficient. J Cataract Refract Surg 48:604–610, 2023

●学会・講演会発表

・JSCRS2022教育セミナー
「多焦点眼内レンズを成功させるために〜屈折エラーの減少化とその補正」

・日本眼科手術学会2023　シンポジウム
「低侵襲レーザー屈折矯正手術世界的動向とエビデンス」

大内雅之

●論文

・多焦点眼内レンズ、光と陰、IOL&RS（2009）

・Blended Vision Achieved by Combining High and Low Addition Power Diffractive Intraocular Lenses with Micromonovision: A Clinical Outcome. Journal of Ophthalmology（2020）

・Diffractive multifocal intraocular lens implantation in eyes with a small-diameter pupil. Sci Rep（2018）

●著書

・『もう迷わない！眼内レンズの選び方』：老視矯正眼内レンズの処方パターン　文光堂（2022）ほか

●学会・講演会発表

・より精度の高いIOL選択を目指して：「より高い精度を求めた多焦点レンズの選択」第40回　日本眼科手術学会シンポジウム、2017

・Diffractive Multifocal intraocular lens implantation in eye with a small-diameter pupil. American Society of Cataract Refractive Surgery. Washington D.C., (2018)

・Blended Vision Achieved by Combining High and Low Addition Power Diffractive Intraocular Lenses with Micromonovision：A Clinical Outcome

2015年
・「多焦点眼内レンズ：屈折型（エイエフ-1 アイシー（PY-60MV）と回折型によるMix&Match法)」第31回JSCRS学術総会，2016年
・「白内障手術でできる老視治療」第57回日本白内障学会総会・第44回水晶体研究会
・「各種プレミアムIOLを考える」第７回JSCRSウィンターセミナー
・「レンティスコンフォート®の快適な使用のために」第43回日本眼科手術学会学術総会，2020年
・「白内障手術のさらなる効率化を目指して」第38回JSCRS学術総会，2023年

秦 誠一郎

●論文
・(2018)「プラズマを用いた前嚢切開機器」，『IOL&RS』32（4），杏林舎
・(2020)「最新の前嚢切開機器」，『眼科グラフィック』9（4），pp.368-376，メディカ出版（2018）．Visual performance of the intraindividual implantation of a trifocal intraocular lens in the bag and a +4.0 D bifocal intraocular lens in the sulcus with optic capture created by femtosecond laser-assisted cataract surgery. International Medical Case Reports Journal, Volume 2018:11 p251-257
・(2020)．Toric Lentis Mplus intraocular lens opacification: A case report. American Journal of Ophthalmology Case Reports,Volume 18,100672

●学会・講演会発表
・「カタリス導入とSymfonyの使用経験」JSCRS学術総会，2017年６月
・「各地域の先進眼科医療　横浜におけるCATALYSの意義」第６回JSCRSサマーセミナー，2018年８月
・「前眼部解析装置アンテリオンを用いた水晶体計測とIOLパワー測定」第73回日本臨床眼科学会，2019年10月
・「シンポジウム最先端　新しい前嚢切開機器」第73回日本臨床眼科学会，2019年10月
・「Zeptoの使用経験」第43回日本眼科手術学会学術総会，2020年１月

中村友昭

●論文
・わかりやすい臨床講座。多焦点眼内レンズ（応用・実践），日本の眼科　88巻　6号706-711
・Implantable Collamer Lens Sizing Method Based on Swept-Source Anterior Segment Optical Coherence Tomography. Am J Ophthalmol 187:99-107, 2018
・Posterior Chamber Phakic Intraocular Lens Implantation for the Correction of Myopia and Myopic Astigmatism: A Retrospective 10-Year Follow-up Study. Am J Ophthalmol 206, 1-10, 2019
・Long-term in vivo stability of posterior chamber phakic intraocular lens: properties and light transmission characteristics of explants. Am J Ophthalmol

実　績

藤本可芳子

●出版

・(2001)『世界が変わるレーシック』著作 ごま書房新社

●論文

・(2008)「レーシック希望者に対するマルチフォーカルIOL挿入術後成績と満足度」眼科臨床紀要1（1）

・(2010)「Four-year experience with a silicone refractive multifocal intraocular lens」Vol. 36 JOURNAL OF CATARACT & REFRACTIVE SURGERY
(2011)「多焦点眼内レンズ挿入後のLASIKによるタッチアップ」あたらしい眼科Vol. 28（7）

・(2015)「屈折型多焦点眼内レンズ挿入後の加齢性縮瞳に対するレーザー瞳孔形成術」あたらしい眼科Vol. 32（10）

●学会・講演会発表

・「屈折矯正術後のレンティス多焦点眼内レンズ挿入成績」関西医大同窓会学会(2015年)

・「TECNIS Synergyの使い方、初級～応用編」第37回JSCRS学術総会（2022年）

・「多焦点レンズシナジーの術後成績と満足度調査」第38回JSCRS学術総会(2023年)

・「偏位した多焦点眼内レンズのCTR強膜固定術」第38回JSCRS学術総会（2023年）

加藤祐司

●論文

・(2020)「白内障・屈折手術の論点 EDoF」,『IOL&RS』34（1），杏林舎

・(2022) 特集　長期経過における多焦点眼内レンズの成績と注意点：手術および周術期を中心として、『IOL&RS』36（3)、杏林舎

・(2023) 新しい検査機器の読み方　レフラクションシステム　Chronosを用いた全距離視力検査、『IOL&RS』37（2)、杏林舎

●著書

・(2022) 白内障手術　基本と応用、術中トラブル＆リカバリーがわかる！　⑮多焦点眼内レンズの術中トラブル＆リカバリー　眼科グラフィック2022年増刊　メディカ出版

・(2023)『新篇眼科プラクティス 12眼内レンズの知識を深める』 Topics　術中収差解析装置　文光堂

●学会・講演会発表

・「多焦点とトーリック　札幌かとう眼科での取り組み」第119回日本眼科学会総会,

大内雅之（おおうち・まさゆき）

大内雅之アイクリニック院長（京都府）

東京慈恵会医科大学卒業後、京都府立医科大学眼科学教室に入局。公立南丹病院眼科医長、京都府立医科大学大学院、京都府立医科大学客員講師を経て、2018年大内雅之アイクリニック開設。「担当医の顔が見える医療、術前から術後まで執刀医による一貫した診療」にこだわる。特に白内障手術に関して、関西では突出した講演、論文実績をもち、指導的立場で臨床にあたる。国内・海外での受賞歴多数。

東京医科歯科大学特命教授、北海道大学非常勤講師、日本眼科手術学会 理事、日本白内障屈折矯正手術学会 理事、日本眼科手術学会白内障部門プログラム委員

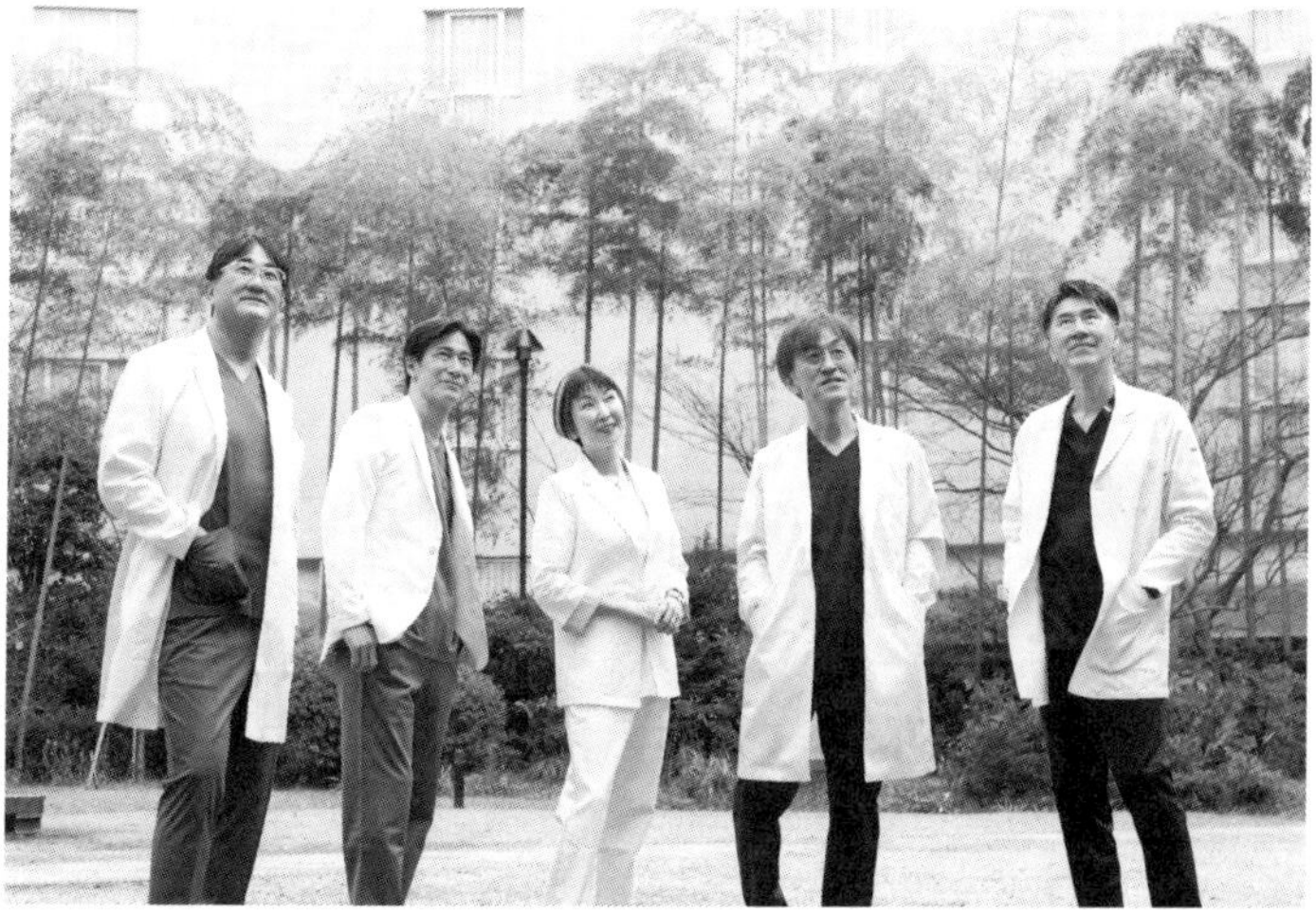

秦 誠一郎（はた・せいいちろう）

スカイビル眼科院長（神奈川県）

東邦大学卒業後、慶應義塾大学医学部眼科学教室に入局し、足利赤十字病院眼科医長、大和市立病院眼科医長を経て、2002年にスカイビル眼科医院副院長、2011年にスカイビル眼科医院院長に就任。白内障手術以外にも屈折矯正手術、網膜硝子体手術と幅広く治療を行っている。国内外の眼科医療機器メーカーのアドバイザーも多く務め、最新機器や治療を積極的に導入し、多焦点眼内レンズ、フェムトセカンドレーザーによる白内障手術、ICLなどの屈折矯正手術も多く行っている。

横浜市立大学大学院医学研究科眼科学教室 非常勤講師

中村友昭（なかむら・ともあき）

名古屋アイクリニック院長（愛知県）

宮崎医科大学（現宮崎大学医学部）卒業後、中京病院眼科医長を経て、1999年より中部地区で最初にレーシックを始め、日本におけるレーシックのパイオニアとして知られている。ベストドクターズ社からBest Doctors in Japan 2018–2023と6年連続で選出された。2001年にリフラクティブアイクリニックを開院、2006年に名古屋アイクリニックに名称変更。「ハートのある医療」をモットーに白内障手術はもとより、レーシックやリレックススマイル、ＩＣＬなどの屈折矯正手術、角膜移植術や円錐角膜治療、ドライアイ、眼精疲労など幅広く専門外来を開設。国内外で広く屈折矯正手術の第一人者として認められ、医療関係者の治療も多数行っている。

日本眼科学会屈折矯正手術講習会講師、平成医療短期大学臨床教授

【著者プロフィール】

藤本可芳子（ふじもと・かほこ）

フジモト眼科総院長（大阪府）

関西医科大学卒業後、関西医大附属病院眼科、有沢総合病院医長を経て、1993年にフジモト眼科を開設し、国内でいち早く日帰りの白内障手術に取り組む。1995年には医療法人コスモス会を設立、2000年レーシック手術、2001年オルソケラトロジー、2002年多焦点レンズ手術、2003年眼瞼下垂、緑内障手術、2005年ＩＣＬ手術、硝子体手術など最先端の眼科治療を積極的に導入。2003年、メディカルオリコンランキング関西版で1位に選ばれる。「質の高い最先端の医療を子どもから高齢者まで幅広く、心を込めて提供すること」をモットーにしている。整形外科、美容皮膚科、眼科分院を運営し、国内外での学会発表や講演、執筆など精力的に行い、雑誌やメディアで取り上げられている。
医療法人コスモス会理事長、フジモト眼科総院長、医学博士、日本白内障屈折矯正手術学会理事

加藤祐司（かとう・ゆうじ）

札幌かとう眼科院長（北海道）

旭川医科大学卒業後、釧路赤十字病院眼科副部長、旭川医科大学眼科講師・医局長を経て、2011年に札幌かとう眼科を開院。2015年に医療法人社団彩光会理事長に就任。分院である新札幌おおたに眼科・えにわ眼科でも経営・診療・手術に携わる。大学病院での経験を活かし、白内障手術や網膜硝子体手術のみならずICL・涙道・緑内障手術も得意としている。2017年からフェムトセカンドレーザー白内障手術も手がけている。2024年3月に札幌かとう眼科は移転し、さらなる眼科診療レベルの向上・快適な診療を患者さんに届ける取り組みを行っている。
旭川医科大学 客員教授・臨床指導教授、札幌医科大学眼科学教室 非常勤講師、医学博士

本書についての
ご意見・ご感想はコチラ

多焦点レンズ・最強のプレミアム手術のすべて
スゴ腕眼科医が教える白内障治療 改訂版

2024年4月11日　第1刷発行

著　者　　藤本可芳子　加藤祐司　秦 誠一郎　中村友昭　大内雅之
発行人　　久保田貴幸

発行元　　株式会社 幻冬舎メディアコンサルティング
〒151-0051　東京都渋谷区千駄ヶ谷4-9-7
電話　03-5411-6440（編集）

発売元　　株式会社 幻冬舎
〒151-0051　東京都渋谷区千駄ヶ谷4-9-7
電話　03-5411-6222（営業）

印刷・製本　中央精版印刷株式会社
装　丁　　弓田和則

検印廃止

Printed in Japan
ISBN 978-4-344-92803-9 C0047
幻冬舎メディアコンサルティングＨＰ
https://www.gentosha-mc.com/